KB181828

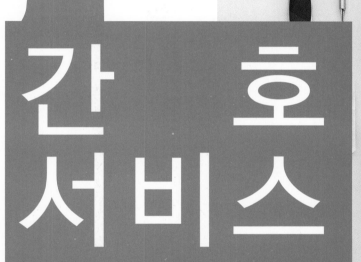

NURSING SERVICE

간호
서비스

박주희, 장신옥 지음

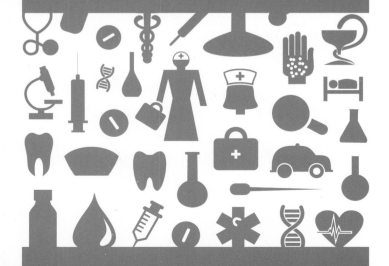

군자출판사

간호서비스(Nursing Service)

첫째판 인쇄 | 2014년 6월 23일
첫째판 발행 | 2014년 6월 30일

지 은 이 박주희 · 장신옥
발 행 인 장주연
출 판 기 획 석태회
편집디자인 박은정
표지디자인 김민경
발 행 처 군자출판사
　　　　　 등록 제 4-139호(1991. 6. 24)
　　　　　 본사 (110-717) 서울특별시 종로구 창경궁로 117(인의동 112-1) 동원회관 BD 6층
　　　　　 전화 (02) 762-9194/5　　 팩스 (02) 764-0209
　　　　　 홈페이지 | www.koonja.co.kr

ⓒ 2014년, 간호서비스(Nursing Service) / 군자출판사
본서는 저자와의 계약에 의해 군자출판사에서 발행합니다.
본서의 내용 일부 혹은 전부를 무단으로 복제하는 것은 법으로 금지되어 있습니다.
www.koonja.co.kr

* 파본은 교환하여 드립니다.
* 검인은 저자와의 합의하에 생략합니다.

ISBN 978-89-6278-897-6

정가 18,000원

>>> 저자소개

박주희(朴周熙)   N U R S I N G   S E R V I C E

저자는 동아대학교 대학원에서 의료마케팅으로 박사학위를 수여받은 이후, 의료경영과 HRD에 관심을 가지고 연구활동과 강의를 해오고 있다. 부산가톨릭대학교 병원경영학과와 보건과학대학원, 고신대학교 보건대학원, 대전대학교 보건스포츠대학원 등에서 강의를 하였고, 산업인력공단 등에서 Best HRD 인증심사위원으로 활동하였다. 지금은 HRD 전문강사로 활동하고 있다. 주요 저서로는 의료의 질경영(펴냄홍), 의료마케팅·의료경영론(대학서림), 학습하는 조직이 살아남는다. 변화하는 조직이 성장한다(이담북스) 등이 있다.

장신옥(張信玉)   N U R S I N G   S E R V I C E

저자는 부산가톨릭대학을 졸업하고 동의대학교 대학원 간호학과를 수료하였으며, 1981년부터 현재에 이르기까지 간호사로 재직하고 있다. 울산해성병원(현, 울산대학교병원)의 수간호사를 거쳐 부산 동의의료원에서 간호팀장 및 이실 팀장을 역임하면서 원내 의료 질 향상을 정착시켰고, 울산병원 간호부장직을 수행하며 의료 현장의 간호서비스 정착을 위해 노력하였다. 금년 3월부터 동병원의 원무운영부장으로 자리를 옮겨 새로운 분야에서의 의료 질향상을 위한 시도를 모색하고 있다. 주요 저서로는 의료 QI(펴냄홍, 공저)가 있다.

조직의 미래는 인적자원에 달려있다. 어떠한 인적자원을 확보하느냐에 따라 조직의 미래는 결정된다. 오늘날 인적자원은 조직 경쟁력의 중요한 원천이다. 당신의 병원은 인적자원을 어떻게 생각하고 있는지 스스로 질문을 던져보자.

의료환경은 점점 경쟁이 치열해지고 있다. 매년 수천 명의 새로운 의사가 배출되고, 외국계 병원의 진입이 진행되고 있는 현실에서 병원의 경영은 점점 어려워지고 있다.

이러한 상황에서 병원은 인적자원, 특히 가장 많은 비중을 차지하는 간호사를 경쟁력의 원천으로 삼아야 한다. 그것은 고객에게 다가가고 호감을 얻을 수 있는 개성 있고 차별화된 훌륭한 간호서비스를 제공하는 것이다.

훌륭한 간호서비스는 철저한 전략에 의해 이루어진다. 전략의 수립은 물론 그것의 실행을 위한 효과적인 간호서비스의 전달이 중요하다. 고객은 간호사의 지식이 아닌 그것의 전달과정인 간호행위에 의해 감동을 받는다. 감동을 주는 간호서비스가 훌륭한 간호서비스이다.

이를 위해 실전(현장)에 강한 간호사가 필요하다. 마케팅이 고객의 마음을 빼앗기 위한 경쟁이라면, 간호사는 경쟁의 戰士이다. 고객의 마음을 차지할 수 있는 능력을 소유한 간호사의 육성이 필요한 것이다.

어려운 의료환경에서 고객의 마음을 얻을 수 있는 간호사가 병원을 살린다. 실전에 강한 간호사의 확보가 병원의 경쟁력을 결정짓는다. 실전에 강한, 고객의 마음을 얻을 수 있는 간호사 육성의 큰 그림을 그려보아야 한다.

따라서 본서는 고객의 마음을 얻을 수 있는 실전에 강한 간호사 육성의 그림을 그리고자 한다. 다시 말하면, 고객만족을 위한 훌륭한 간호서비스의 전달능력 강화가 본서를 출판하게 된 목적이다.

목적달성을 위한 본서는 총 8개 章으로 구성하였다. 제1장은 간호서비스의 중요성과 가치는 무엇이며, 그것의 전략 등 간호서비스의 이해를 기술 하였고, 제2장은 간호서비스에서 중요한 고객과 마케팅의 기본지식을 기술하였다.

제3장에서는 전략으로서의 간호서비스 계획과 평가를 기술하였다. 제4장은 간호서비스의 전달과정에서 일어나는 문제해결을 기술하였다. 그리고 제5장과 제7장까지는 훌륭한 간호서비스의 전달을 위한 의사소통, 동기부여, 리더십 등을 기술하였다.

N U R S I N G   S E R V I C E

의사소통(제5장)과 리더십(제7장)은 간호사가 고객들과 의사소통하는 방식과 그들을 리드하는 방법을 중심으로 기술하였다. 동기부여(제6장)는 훌륭한 간호서비스의 제공을 위한 경영진의 간호사에 대한 동기부여를 다루었다. 끝으로 제8장에서는 병원에서 고객유지와 고객만족이 왜 중요하며 그것을 위한 고객만족을 기술하였다.

본서는 많은 제약과 어려움 속에서 얻어진 산물이다. 본서가 현직 간호사와 看護學徒 모두에게 희망과 아이디어를 주고 성장의 기회가 되었으면 한다. 특히 독자 여러분 자신이 원하는 미래모습의 간호사로 성장하기를 바란다. 저자들은 그날이 가까운 미래에 오기를 바라며, 그렇게 되리라고 굳게 믿는다.

자신이 원하는 모습의 간호사가 되는 그날을 꿈꾸며

著者 合掌

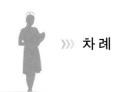

>>> 차 례

PART 01

간호서비스의 이해

NURSING SERVICE

간 호 서 비 스

01

N U R S I N G S E R V I C E

간호서비스의 개념과 철학

■▪ 간호서비스의 개념

간호서비스(nursing service)는 간호사와 고객(환자)의 상호작용 속에서 이루어지는 간호사의 모든 행위이다. 바꾸어 말하면, 병원에 대한 고객의 경험을 향상시키기 위하여 간호사가 수행하는 모든 활동이 간호서비스이다.

간호사는 환자와 직접적으로 대화하면서 적절한 처치를 하게 된다. 이러한 간호서비스를 고객은 경험하게 되고, 그 경험이 만족스러우면 고객은 그것을 고양시키게 된다.

다시 말하면, 간호서비스는 간호사가 고객을 위해 고객의 경험을 고양시켜주는 일을 하게 하는 행위인 것이다. 간호서비스가 병원에 대한 고객의 경험을 향상시켜주게 되는 것이다. 환자는 간호사와의 상호작용 속에서 다양한 기대를 하게 된다.

고객은 간호사와의 상호작용 속에서 다양한 기대를 하는데, 간호사는 고객의 기대를 충족시켜주지 않으면 안 된다. 간호사는 고객이 기대하고 원하는 것을 알기위해 그들에게 다가가서 그들이 원하는 것을 충족시켜주어야 한다.

우리는 간호서비스를 단순히 고장 난 자동차를 수리만 해주는 것으로 여겨서는 안 된다. 자동차정비업체는 자동차의 수리는 물론 보기 좋게 수리하여야 하고, 사용하면서 만족의 여부까지도 고려하여야 한다. 눈에 보이지 않고 고객이 말하지 않는 부분까지도 고려하여 수자동차를 수리해주어야 한다. 이러한 것이 간호서비스이다.

간호서비스를 어떻게 정의를 하던, 간호사는 환자가 간호서비스라고 생각하는 것에 따라 행동을

3

하여야 한다. 간호사가 궁극적으로 얻고자 하는 것은 고객만족이기 때문이다. 간호서비스와 의료서비스는 다른 것이지만, 상호의존적이어서 간호서비스가 좋지 않으면 아무리 우수한 의료서비스를 제공하더라도 고객은 불만족을 하게 된다.

우리가 간호서비스의 정의를 어떻게 내리던 변하지 않는 것은 간호서비스의 기본이다. 친절, 전문지식, 도와주기, 열정 등은 변하지 않는다. 다시 말하면, 훌륭한 간호서비스의 제공에는 간호사의 태도와 관련된 것들(배려, 공손함, 성실성, 신뢰성, 효율성, 유용성, 친밀성, 공손함, 전문지식 등)이 포함된다. 간호서비스의 예를 소개하면 다음과 같다.

- 환자의 이름 불러주기
- 수술환자의 퇴원 후 전화를 걸어 건강 확인하기
- 환자에게 용기를 주는 행동하기
- 의료서비스의 구매에 따른 위험이나 두려움 줄여주기
- 화난 환자의 말에 공감하는 태도보이기
- 환자를 배려하는 행동하기
- 환자의 불만을 신속히 처리하기
- 환자에 대한 예의와 열정적인 모습 보이기

■ 간호서비스 철학

간호사는 환자가 간호서비스라고 생각하는 것에 따라 행동하여야 한다고 하였다. 이 말은 간호서비스는 환자의 입장에서 정의되어야 함을 말한다. 하지만 간호사도 자신의 입장에서 간호서비스를 정의할 수 있어야 한다. 왜냐하면 그것이 간호서비스의 철학으로 발전할 수 있기 때문이다.

간호사 자신을 위해 간호서비스가 무엇이라고 명확하게 정의하는 사람은 없다. 간호사는 그들이 간호서비스에 대하여 획득한 지식과 간호분야에서의 현실을 결합하여야 한다.

간호서비스에 대한 정의는 여러분 자신의 간호서비스 철학이 된다. 철학은 개개인의 아이디어와 신념의 결합이다. 간호서비스에서 잘 개발된 그리고 현실적인 철학은 병원성공의 열쇠 일 뿐만 아니라 간호사 개개인을 잘 파악하는 열쇠이다.

간호서비스의 중요성

간호서비스는 시대의 흐름에 따라 나타나는 하나의 추세이다. 10년 전만 하여도 병원은 전성시기 이었다. 환자가 병원을 찾아오는 시기이어서 병원은 의료서비스에 관심을 가지게 되었다. 하지만, 지금은 병원이 환자를 찾아가는 상황이 되어, 병원은 간호서비스에 관심을 가지지 않으면 안 되게 되었다.

환자가 병원을 찾아가는 상황에서 병원이 환자를 찾아가야 상황이 되었고, 병원은 어떤 의료서비스를 제공할 것인가에서 어떤 간호서비스를 제공할 것인가로 전환하지 않으면 안 되게 되었다.

이른바 시대의 흐름에 따른 파도가 밀려오고 있다. 간호서비스의 파도가 밀려오고 있다. 그것도 의료서비스의 파도보다 더 서서히 밀려오고 있다. 이 파도의 위험을 알아차리지 못하는 병원들이 있으나, 파도에 떠밀려 가지 않으려면 간호서비스에 관심을 가지고 준비를 하지 않으면 안 된다.

의료서비스가 고객의 욕구를 얼마나 충족시켜주느냐에 대한 문제라면, 간호서비스는 고객의 욕구와 기대 모두의 충족에 관한 문제이다. 진정한 간호서비스는 고객의 욕구와 기대를 모두 충족시키는 것을 말한다. 이런 의미에서 의료서비스는 간호서비스의 일부분에 지나지 않는다고 할 수 있다.

이러한 간호서비스는 병원수익을 증대시켜 준다. 간호서비스는 그 자체만으로도 수익을 담보할 수 있는 엄연한 독립상품이 되고 있다. 방문간호서비스가 그것이다. 간호서비스를 어떻게 실행하느냐에 따라 병원수익의 창출은 달라진다.

의료서비스는 팔리는 것이 아니라 구매(이용)되는 것이다. 의료서비스가 소비자에 의해 구매되기 위해서는 그들의 마음을 얻어야 한다. 고객의 마음을 얻도록 해주는 것이 간호서비스이다. 병원의 간호서비스가 좋을 때, 그 의료서비스가 고객의 마음을 얻어 구매되게 되는 것이다.

　　간호서비스는 병원의 선택이 아니라 필수이다. 간호서비스는 고객의 마음을 얻어 의료서비스를 구매하게 함에 있어 없어서는 안 되는 것이다.　진정한 간호서비스에 대한 깨달음과 지속적 실천이 뒤따를 때, 의료서비스의 구매가 증대되고 병원수익 또한 증대될 것이다.

간호서비스 03

NURSING SERVICE

간호서비스의 기능

간호서비스의 향상에 투자된 비용은 병원수익으로 되돌아온다는 사실을 알아야 한다. 간호서비스 수준의 차이가 확실히 느껴져야 하고, 그것이 고객들에게 지속적인 혜택으로 되돌아갈 때, 고객들은 그 의료서비스를 계속해서 이용하게 될 것이다.

병원을 이용하는 고객들이 의료인들과 접촉하는 시간은 매우 짧다. 이 짧은 순간에 그들은 고객으로 하여금 병원을 새롭게 인식하도록 만들지 않으면 안 된다. 이 짧은 순간(MOT)이 병원의 성공과 실패를 결정하는 아주 중요한 순간인 것이다.

▪▪ 경쟁우위의 확보

간호서비스는 경쟁우위를 확보해주는 중요한 요소이다. 높은 수준의 간호서비스는 경쟁에 있어 대단한 강점이 된다. 사실 많은 병원들이 기본적으로 동일한 의료서비스를 제공하는 환경에서, 간호서비스는 병원이 이용할 수 있는 유용한 경쟁우위의 요소이다.

대부분의 고객은 병원으로부터 어떤 간호서비스를 얼마나 받느냐가 의료서비스의 구매를 결정한다고 하여도 지나치지 않다. 그러므로 간호서비스가 좋으면 그만큼 병원수익이 증대되는 것이다. 수많은 의료서비스들 가운데 고객들에게 선택받을 수 있는 유일한 차이점이 바로 눈에 보이는 간호서비스인 것이다.

▮▪ 수익의 차이

많은 병원들이 간호서비스가 매출을 좌우한다는 사실을 이해하지 못하고 있다. 즉 간호서비스는 의료서비스의 판매수단인 것이다. 왜냐하면 간호서비스가 고객이 다시 찾고 반복적으로 더 많은 구매를 하도록 만들어주기 때문이다.

연구에 의하면, 기업 매출액의 65%가 서비스가 좋아서 계속해서 반복적으로 구매하는 단골고객에 의해 창출된다고 한다. 이 결과는 병원의 경우에도 적용 될 수 있을 것이다. 이러한 경쟁우위의 확보를 위한 병원수익의 차이는 간호서비스에 대한 고객의 호감, 가치, 만족 등에 의해 발생한다.

고객의 호감

간호서비스에 대한 고객의 호감은 의료서비스의 이용을 설득하는데 효과적으로 작용한다. 간호서비스에 대한 고객들의 호감은 의료서비스의 구매에서 강력하게 작용한다. 간호서비스에 대한 고객의 호감은 병원의 지속적인 이윤획득을 가능하게 하는 원동력이 된다.

의료서비스의 시장도 다른 업종과 마찬가지로 포화상태이다. 과거에는 의료서비스 그 자체로서 경쟁을 하였다면, 지금은 간호서비스로 경쟁을 하여야 한다. 의료서비스의 가격 또한 비슷한 상황에서는 간호서비스로 경쟁을 하여야 하는 것이다. 간호서비스가 고객과의 거래유지와 다른 병원과의 차별화에 있어서 핵심요소임을 알아야 한다.

고객의 가치

고객들은 의료서비스를 이용(구매)하는 사람들이기 이전에 느낌에 따라 행동하는 사람들이다. 고객이 느낌에 따라 행동하는 사람들이라는 사실을 병원들이 발견할 때, 간호서비스는 병원의 재무상태 만큼이나 경쟁우위의 중요한 요소이며 그것은 수익증대를 의미하게 된다.

병원의 재무수치를 중시하는 사람들에게는 환자들이 병원을 이용한 금액이 중요할 것이다. 하지만 그것보다 더 중요한 것은 병원과의 좋은 이용경험을 고객들이 그들의 입을 통하여 전하는 구전광고이다. 병원이 고객이 가져다주는 가치를 인식할 때 이용회수와 병원수익을 증대시킬 수 있을 것이다.

고객의 만족

고객의 불만족이 기업의 순이익에 중요한 영향을 미친다는 것은 이미 밝혀진 사실이다. 병원의 경우에도 이 사실은 그대로 적용 될 수 있다. 치열한 의료환경에서 병원들은 종사자들에게 자신의 모든 업무에서 서비스 요소를 찾아서 개선할 수 있도록 교육 시킬 때 고객만족을 달성할 수 있다.

병원의 종사자라면, '나의 업무가 고객에게 도움이 되려면 어떻게 해야 하는가?' 라는 질문을 끊임없이 해보아야 한다. 특히 간호서비스는 다른 병원들에게 뒤지지 않기 위해 전력을 다하는 병원이 필요로 하는 에너지이자 동력인 것이다. 간호서비스를 통해 병원은 보다 많은 수익을 창출할 수 있다.

04
간호서비스의 가치와 행위

간호서비스는 가치를 지니고 있을까? 가치를 지닌다면 그 가치는 얼마나 될까? 이것은 참으로 어려운 질문이 아닐 수 없다. 하지만 분명한 사실은 간호서비스는 무료가 아니라는 사실이다.

일반적으로 우리는 간호서비스가 의료서비스에 종속되는 것으로 생각한다. 다시 말하면, 간호서비스는 무료인 것으로 여긴다, 그러나 사실은 간호서비스의 비용이 의료서비스의 가격에 포함되어 있으며, 그 비중 또한 매우 크다.

게다가 오늘날 간호서비스는 의료서비스에 더 이상 종속적인 관계에 있지 않다. 간호서비스가 독립적인 상품으로 부각되고 있다. 이러한 사실은 간호서비스가 더 이상 무료가 아니며, 가치를 지니고 있음을 말해준다.

이 무형의 간호서비스를 어떻게 개발하고 관리하느냐에 따라 그 가치는 무한할 것이다. 간호서비스의 가치가 크면 클수록 , 의료서비스가 아닌 간호서비스가 구매의 주 대상이 될 수 도 있을 것이다. 간호서비스가 훌륭하면 할수록, 의료서비스는 더 많은 가격을 받을 수도 있다. 간호서비스가 가치를 지니기 때문에 간호서비스는 다음과 같아야 할 것이다.

간호서비스는 전문직

간호서비스는 아무나 할 수 있을까? 물론 간호사만이 행할 수 있기 때문에 아무나 할 수 있는 것은 아니다. 이 외에도 간호서비스는 환자를 편안하고 즐겁게 해주는 것이다. 간호서비스는 나를 편하게 하고 즐겁게 하는 것이 아니라, 상대방을 편하게 하고 즐겁게 하는 것이기 때문에 아무나 할 수 있는 것이 아니다.

사람이 앉으면 눕고 싶고 누우면 자고 싶은 것이 우리 인간이 본성이다. 이것은 너무나 자연스러운 것이다. 간호서비스도 이처럼 자연스러운 것이어야 한다. 환자를 자연스럽게 편하고 즐겁게 해 줄 수 있는 것을 아무나 할 수 있을까?

"사랑은 아무나 하나"라는 유행가가 있다. 사랑도 상대방을 즐겁고 편하게 해주는 것이어야 한다. 상대방을 불편하고 우울하게 하는 것은 사랑이 아니다. 과연 우리는 어떤 사랑을 하고 있을까?

간호사는 하루에도 수많은 사람(환자)을 만난다. 그들과의 만남은 쉬울지라도 사랑(간호서비스)을 나누기는 어렵다. 그들에게 음식을 갖다 주기는 쉽지만, 그들이 즐겁고 편안하게 식사를 할 수 있도록 해주는 것은 어렵다. 이것이 간호서비스의 정신이자 진정한 사랑일 것이다.

간호서비스는 미소짓기

간호사는 미소를 지을 수 있어야 한다. 미소는 웃음의 일종이지만 웃음과는 다르다. 웃음은 어떤 자극에 대한 반응이지만, 미소는 나 자신이 상대에게 보내는 자극이다. 웃음은 웃음거리가 있어야만 나오지만, 미소는 미소거리가 없어도 나올 수 있는 것이다.

그래서 미소는 웃음과는 달리 교육이 가능한 것이라고 말할 수 는 있다. 만일 미소짓기의 훈련을 해야 한다면 그것은 훈련의 문제가 아닌 채용(선발)에 문제가 있음을 알아야 한다.

웃음은 나이 든 사람보다는 젊은 사람이, 남자보다는 여자가 상대적으로 더 많이 웃을 수 있다. 그것은 그들의 생각이나 사고가 덜 고정되어 있기 때문일 것이다. 그러나 미소는 누구나 언제 어디서나 지을 수 있다. 미소는 웃음과는 달리 상대에 대한 일종의 배려이다. 미소를 짓는 얼굴을 보면 나 자신이 즐거운 것처럼, 간호사는 환자를 배려하며 미소를 지을 수 있어야 한다.

간호서비스는 주인의식

간호서비스의 대상은 다양한 계층의 무수한 사람들이다. 이들을 위한 간호서비스는 어떠해야 할까? 오늘날 노예의 정신으로는 고객을 만족시킬 수 있는 간호서비스를 행할 수 없다. 생계를 위한 간호서비스 그리고 마음의 여유가 없는 상태의 간호서비스로도 고객을 만족시키기 어렵다.

경제적으로는 아니라도, 마음만이라도 여유가 있을 때 행하는 간호서비스가 진정한 간호서비스일 것이다. 경제적으로도 정신적으로도 여유가 없는 사람은 누구에게도 도움을 주기는 어렵다. 간호서비스는 여유가 없는 마음으로는 환자를 배려 할 수 없다. 간호서비스는 마음만이라도 풍부한 사람만이 할 수 있으며, 고객을 맞이하는 주인의식으로 행하는 것이어야 한다.

간호서비스는 필요한 존재임을 알게 하는 것

간호서비스는 판매(구매)를 수반하다. 간호서비스는 의료서비스라는 상품을 판매함으로서 부수적으로 이루어진다. 비록 부수적으로 이루어진다고 하더라도 간호서비스는 의료서비스의 구매(판매)에서 중요한 역할을 한다.

간호서비스가 무엇을 건낸다는 점에서는 판매(selling)와 동일하지만, 대가의 의도가 없다는 점에서는 간호서비스는 판매와는 다르다. 판매는 대가의 의도가 있지만, 간호서비스는 대가의 의도가 약하거나 거의 없다.

판매는 상품을 제공함으로서 대가(가격)를 취한다. 하지만 간호서비스는 의료서비스를 거래하더라도 고객에게 도움을 주거나 나눔의 대상으로 생각하게 되어, 대가를 취하지 않는 것으로 여기게 된다. 실제로는 대가를 지불하면서 말이다.

인간은 사회생활을 하면서 여러 부류의 사람들을 만난다. 사랑하는 사람이 있는가 하면, 미워하는 사람도 있다. 미워하는 사람들 중에서도 미운 짓을 하여 미운 사람이 있는가 하면, 미운 짓을 하지 않아도 미운 사람도 있다. 미워하는 이유가 무엇이든, 진정한 간호서비스는 미워하는 사람도 포용 할 수 있는 것이어야 한다.

간호서비스는 연기하는 것

간호서비스는 연기에 비유할 수 있다. 병원이 연기하는 무대라면, 간호사는 고객(환자) 앞에서 연기하는 사람이다. 고객을 기쁘게 하기 위하여 연기를 하는 것이 간호서비스이다.

그런데 간호사는 연극의 연기자와는 달리 多重의 배역을 한다. 일반적으로 연극에서는 연기자가 한 가지 배역만을 맡지만, 간호사는 여러 가지 배역을 소화 해 낼 수 있어야 한다. 저마다 다양한 유형의 고객들에게 일일이 대응하면서 그들을 기쁘고 편안하게 해줄 수 있어야 한다.

진정한 간호서비스의 연기자는 고객이 원하는 방법으로 자신의 기분에 관계없이 그때그때 요구받는 배역을 충실히 연기할 수 있어야 한다. 간호사는 다중의 배역을 소화해 낼 수 있는 연기자인 만큼, 전문직인 것이다.

간호서비스는 빈 그릇을 채우는 것

간호서비스는 빈 그릇을 채우는 것과 같다. 빈 그릇을 무엇으로 채우느냐에 따라 그것의 용도 정해지듯이, 간호서비스는 누가 어떻게 행하느냐에 따라 다르게 느껴 질 수 있으며, 그것을 느끼는 고객에 따라 쓰임새가 달라지는 것이라 할 수 있다.

중국의 노자는 텅 비어 있음으로서 그것이 이롭다고 하였다. 텅 비어 있음으로 쓰임새가 있게 되고, 그 결과 이롭게 된다는 것이다. 찰흙으로 무엇을 빚느냐에 따라 그것의 용도가 정해지듯이, 그것을 필요로 하는 사람에게 이득을 주게 된다.

도덕경에 다음의 구절이 있다. "서른 개의 바퀴살이 하나의 바퀴통에 모이는데, 그 바퀴통이 텅 비어 있음으로서 수레의 쓰임새가 있게 되고, 찰흙을 이겨서 그릇을 만드는데 그 그릇이 비어 있음으로서 그릇의 쓰임새가 있게 되고, 문을 내고 창을 뚫어 방을 만드는데 그 방이 텅 비어있음으로서 방으로서의 쓰임새가 있게 된다. 그러므로 무언가(有)를 이롭게 하는 것은 그것이 텅 비어있을(無) 때이다."

이처럼, 간호서비스는 백지에 그림을 그리는 것과 같다. 어떤 그림을 그리느냐에 따라 그것의 용도가 정해지고, 그것을 필요로 하는 사람에게 실질적인 도움을 주게 된다. 고통을 호소하는 환자에게는 통증완화를, 불안한 환자에게는 안정을, 휴식을 취하고자 하는 환자에게는 병실을 제공함으로서 공간을 채우게 되는 것이다.

간호서비스는 잘 받아주는 것

주는 사람이 있는가 하면 받는 사람도 있다. 주는 사람이 있기 때문에 받는 사람이 있다. 받는 사람이 고객(환자)이라면, 주는 사람은 간호사이다. 그러나 간호사는 주는 사람도 되고 받아주는 사람도 된다.

무엇을 주고받을 때 중요한 것은 주는 사람의 마음이 그대로 받는 사람에게 전달되도록 하는 것이다. 이를 위해서는 받는 사람의 자세가 중요하다. 받는 사람이 마음의 여유가 있을 때는 주는 사람의 마음이 그대로 전달될 수 있다.

하지만, 고객에게 마음의 여유가 없을 때는 간호사의 마음이 전달되기 어렵다. 이때 간호사의 자세가 중요하다. 간호사가 환자에게 자신의 마음을 잘 전달하기 위해서는 고객의 말을 잘 받아 주어야 하는 것이다.

고객이 어떤 반응을 보이고 어떤 말을 하여도, 간호사는 그것을 잘 받아들어야 한다. 간호사는 고객의 마음을 어루만져서, 그들이 마음의 여유를 찾고 평정을 가질 수 있도록 하여야 한다.

고객은 언제나 옳다(Guest is always all right). 간호사는 자신의 가치관으로 고객의 행동을 평가하려고 해서는 안 된다. 간호사는 어디까지가 고객인가 하는 생각을 가져서도 안 된다. 미운 고객이든 사랑스런 고객이든, 그들은 영원한 고객인 것이다.

05

훌륭한 간호서비스

■■ 기본전략

훌륭한 간호서비스는 가격(진료비)보다 중요하다. 가격은 일시적으로 고객을 유치할 수는 있지만, 장기적으로 고객을 유치할 수는 없다. 단골고객의 유치는 훌륭한 간호서비스에 의해서만 가능하다.

훌륭한 간호서비스의 실행을 위한 기본전략의 토대는 다음과 같은 변화지 않는 진실이다. 이 진실을 토대로 간호서비스 전략이 수립되어야 하며, 기본전략의 내용은 문서화된 간호서비스 전략, 고객친화적 시스템, 고객지향적 간호사 등 3가지로 구성된다.

- 고객은 일생의 파트너로서, 그들의 요구와 필요를 경청한다.
- 고객을 실망시키거나 화나게 만들지 않는다.
- 고객의 눈을 통하여 비즈니스를 본다(이를 감정이입이라 함).
- 고객이 기대하는 이상의 간호서비스를 제공한다.
- 간호서비스를 지속적으로 조금씩 개선해 나간다.

문서화된 간호서비스 전략

간호서비스 전략(nursing service strategy)이란 훌륭한 간호서비스의 실행을 위한 계획으로서, 훌륭한 간호서비스는 철저한 간호서비스 계획을 통하여 이루어진다. 간호서비스 전략에는 간호서비스 계획, 인프라, 간호서비스 문화, 서비스 지향성 등을 어떻게 구축하여 간호서비스를 실행할 것인가에 대한 내용들이 문서로 작성되어야 한다.

고객친화적 간호서비스 시스템

고객친화적인 간호서비스 시스템은 고객의 입장에서 모든 것을 보는 그들의 편리를 위주로 고안된 간호서비스 시스템이다. 종전에는 간호사들이 일하기 편리한 방식으로 업무를 설계하였다면, 이제는 고객의 편리성에 중점을 두어 간호서비스를 설계하여야 한다.

고객지향적 간호사

고객지향적인 간호사는 한마디로 친절한 사람이어야 한다. 고객에게 친절하고 도움을 줄 수 있는 사람이 고객지향적인 간호사이다. 간호사들은 항상 고객에게 미소를 지으며 그들을 대해야 한다. 간호사는 고객을 기쁘게 함으로서 자신도 즐거움과 기쁨을 느끼는 사람들이어야 한다.

그리고 간호사는 고객에게 기쁨과 즐거움을 주는 것이 직업이기 때문에 고객에게 친절하고 호의를 베푸는 것을 자연스럽게 생각하여야 한다. 고객지향적인 간호사들에게 친절함은 단순한 권고사항이 아니라 요구사항인 것이다.

인상적인 고객서비스

훌륭한 간호서비스는 고객에게 인상을 남기는 간호서비스이다. 이런 인상 깊은(umpressive) 간호서비스를 제공하기가 쉽지 않다. 많은 병원들이 동기부여 프로그램을 강조하거나 전화 및 정중한 예절로 알고 있거나 또는 고객의 불만에 대한 처리가 전부라는 생각을 하고 있다.

따라서 고객에게 인상 깊은 간호서비스를 실행하기 위해서는 적어도 감동과 신뢰를 줄 수 있는 특별하면서도 믿을 수 있으며, 편안하면서도 안심을 줄 수 있는 간호서비스이어야 한다.

특별한 간호서비스

고객이 기대하는 이상의 훨씬 좋은 간호서비스를 제공하여야 한다. 이러한 간호서비스를 통하여, 고객들은 그것이 특별한 것을 인식하게 되고, 이웃과 친지들에게 그 사실을 전파하게 하고, 그들이 다시 찾아오도록 만들 수 있다. 이른바. 고객의 만족을 뛰어넘어 고객에게 감동을 줄 수 있는 서비스가 특별한 간호서비스인 것이다.

믿을 수 있는 간호서비스

믿을 수 있는 간호서비스가 되기 위해서는 제공할 수 있는 것만을 고객에게 약속하여야한다. 그리고 고객에게 약속한 것은 반드시 지켜져야 한다.

고객에 대한 약속이 무엇이든 이를 지키기 위해 최선을 다해야 한다. 고객의 약속은 소중하게 다루며, 처음부터 바르게 실행하며, 그것의 투철한 실행의지가 있을 때에 지켜질 수 있다고 할 수 있다.

편안한 간호서비스

간호사는 고객의 다양한 고민거리를 파악하여 해결해줄 수 있어야 한다. 간호사의 의사소통에서 중요한 원칙은 고객을 편안하게 해주는 것이다. 고객이 우리병원과 지속적으로 거래하는 이유는 최고의 간호서비스가 아닌 그저 편안하게 느끼기 때문이다.

훌륭한 간호서비스는 탁월함도 최상의 우수함도 아니다. 단지 오래된 관계에서 느낄 수 있는 것처럼 익숙해진 편안함이다. 우리들은 흔히 경쟁에서 최고가 되어야만 살아남을 수 있다고 하지만, 간호서비스의 경우에는 그렇지 않다. 궁극적으로 훌륭한 간호서비스는 그것이 좋다고 느끼는 수준이면 된다.

안심을 주는 간호서비스

고객은 어떠한 간호서비스를 원할까? 최고의 간호서비스를 원할까 아니면 위험을 줄일 수 있는 간호서비스를 원할까? 일반적으로 사람들은 최고의 간호서비스를 선택하기보다는 가장 문제가 없을 간호서비스를 선택한다. 즉 고객들은 멋진 경험보다는 좋지 않은 경험을 할지도 모르는 위험을 최소화할 수 있는 간호서비스를 선택한다.

개별적이고 구체적인 간호서비스

간호서비스는 고객욕구를 충족시킬 수 있어야 한다. 간호서비스에는 그것을 제공하는 간호사의 특성이 표현되어야, 그 간호서비스는 다른 간호사(다른 병원)의 그것과 차별화된다. 고객은 저마다 취향과 기호가 다르기 때문에, 그들의 욕구를 충족시킬 수 있도록 세심한 배려가 주어질 때, 고객은 만족을 하고 감동을 하게 된다.

예를 들어, 미국의 리츠칼튼 호텔은 한번 투숙한 고객의 취향을 기록하였다가 다음의 투숙 시에 그가 좋아하는 베게(푹신한 베게 또는 딱딱한 베게)를 룸에 미리 준비해둔다. 우리의 병원도 이런 개별적인 간호서비스를 제공 할 수 없을까?

간호서비스와 구매의 연결

간호서비스는 병원의 매출을 증대시키고 더 많은 부가서비스의 판매와 지속적 이용(구매)을 가져다준다. 마케팅은 고객을 창출하고 간호서비스는 고객을 유지시켜준다. 그렇게 할 수 있는 사람이 간호사이다.

간호서비스는 의료서비스의 재이용으로 연결시킬 수 있어야 한다. 이를 위해 병원은 고객이 의료서비스를 이용(구매)하기 쉽도록 해주고, 구매와 의료서비스를 일치시켜주어야 한다.

구매(이용)의 용이

간호서비스는 잠재고객과 기존고객들이 의료서비스를 구매하기 쉽도록 만들어준다. 그러기 위해서는 간호서비스가 병원 · 의료서비스 · 간호사들에 대한 긍정적 인상을 고객들에게 심어주어야 한다.

간호서비스와 구매의 일치

의료서비스의 구매와 간호서비스는 서로 같이 움직여야 한다. 간호사가 생각하는 의료의 질을 고객도 생각할 수 있어야 한다. 그러기 위해서는 구매와 간호사가 동일한 메시지와 이미지를 전달하여야 한다. 서비스 정신에 투철한 간호사는 신속하고 신뢰성 있는 간호서비스를 제공하며, 그러한 간호서비스는 고객의 구매동기를 촉진시키고 구매가 용이하도록 해준다.

06 전략으로서의 간호서비스

병원의 수익창출 능력은 모든 종사자, 특히 의료인들이 고객들에게 심어주는 느낌과 인상에 달려 있고, 좋은 느낌과 인상은 의료인들에 의해 제공되는 의료서비스의 유용성에 달려있다.

즉 의료서비스는 의료인들의 정확성, 신속성, 신뢰성, 그리고 고객에 대한 배려와 인간관계 등이 좋은 느낌과 인상을 만드는 효과적인 수단이 된다.

경쟁이 치열한 의료환경에서 반복적인 거래(재이용)를 위한 노력은 병원의 장기적 성공에서 매우 중요하다. 간호서비스는 여러 가지 경쟁우위 요소 중의 하나가 아니라, 가장 중요하고 유일한 경쟁우위 요소가 되고 있다. 간호서비스는 고객들이 의료서비스를 평가하는 새로운 기준이 되고 있다.

의료서비스에서 가장 큰 문제점은 간호서비스를 마케팅 전략의 하나로 간주하지 않으려 한다는 점이다. 많은 병원들이 간호서비스를 단지 의료서비스의 보조수단 정도로 생각하고 있다. 즉 미래의 수요창출이 아닌 과거의 판매와 연관된 것으로 생각한다는 것이 문제이다.

그 어떤 판촉이나 광고보다도 간호서비스가 매출액과 수익증대에 훨씬 효과적이다. 즉 간호서비스는 의료의 질보다도 병원의 성공에 훨씬 더 중요하게 작용한다. 최상의 간호서비스를 제공하는 병원이 경쟁우위를 점하게 된다. 간호서비스를 마케팅 전략으로 적용시키기 위해서는 다음의 조건들이 필요하다.

경영진의 실천의지
경영자가 인간적이고 친절한 간호서비스가 병원수익 창출의 중요한 사실임을 믿고, 말과 행동을 통하여 간호부서와 간호사들에게 강력한 실천의지를 지속적으로 보여 주어야 한다.

충분한 자금조달

체계적인 간호서비스 프로그램의 개발과 유지에 필요한 모든 자금을 확보하고 사용해야 한다.

과감한 간호서비스 개선

간호서비스의 개선을 고객들이 느끼게 하여 개선된 간호서비스의 수준이 경쟁병원의 간호서비스보다 우월하다는 사실을 고객들이 인지하도록 하여야 한다.

간호서비스 교육

간호사들은 고객들의 특별한 요구에 부합되는 서비스 전략의 실행을 위한 교육을 받아야 한다. 간호서비스 교육이 다른 어떤 것보다도 수익증대의 중요한 요인임을 알아야 한다.

내부서비스

고객의 만족과 신뢰를 증진시킬 수 있는 방향으로 간호서비스의 제공을 위해 각 부서들이 스스로 협력해야 한다.

종사자의 참여

간호사뿐만 아니라 병원의 모든 종사자들은 자신의 업무가 고객이 느끼는 서비스 수준과 의료 질의 수준에 영향을 미친다는 사실을 깨달아야 한다.

고객과의 간호서비스 경쟁

■■ 병원 최대의 경쟁상대는 고객의 무관심

고객의 관심을 끌기 위하여 많은 병원들이 경쟁하고 있지만, 고객이 이들 병원에 신경을 쓸 수 있는 시간은 제한되어 있다. 고객이 많은 정보에 관심을 가질 시간이나 여유가 제한되어 있는 것이다. 고객들은 바쁘기 때문에 병원의 이야기에 관심을 가져야 할 뚜렷한 이유가 없는 한, 그것을 한 귀로 듣고 다른 귀로 흘려버릴 것이다.

따라서 병원의 가장 큰 경쟁상대는 경쟁병원이 아니라 바로 고객의 무관심인 것이다. 그것이 가장 위협적이고 가장 무서운 경쟁자이다. 고객들에게 무관심한 병원은 그들이 무엇을 원하는지 알려고 하기보다는 자기병원에 대한 이야기만 한다. 병원이 고객을 위해 무슨 의료서비스를 어떻게 제공하겠다고 말하는 것이 아니라, 자기병원이 얼마나 좋은 병원인지를 말하려고 한다.

고객은 병원이 말하는 것에는 관심이 없다. 고객들은 자신에 대해서만 관심이 있을 뿐이다. 병원이 그것을 깨닫지 못한다면, 병원은 그들의 무관심 때문에 타격을 입을 수도 있을 것이다. 병원의 첫 번째 경쟁자는 다름아닌 고객의 무관심인 것이다.

■■ 감사함의 표시

우리 모두는 감사에 인색하다. 우리들은 감사를 받고 싶어 하면서도, 감사의 표현은 좀처럼 하지 못한다. 감사의 표현이 드물수록, 우리가 받는 감사의 가치는 커진다. 고마움의 표현을 하지 못하는 것은 개인과 병원 모두가 마찬가지이다. 우리는 고마움을 어떻게 표현해야 하는지 모른다. 말로서는 표현할 수 없는 경우도 많다.

그러나 계속 감사하여야 한다. 고마움을 표시하는 것보다 사람을 기쁘게 하는 것은 없다. 또한 마땅히 해야 하는 만큼 의료인(간호사)에게 고마움을 표현하는 병원은 별로 없는 것 같다. 우리들은 고객들에게 얼마나 많은 감사의 편지를 보냈는지 생각해보아야 한다. 지난해 보다 더 많은 감사장을 보내고 간호사들이 일을 잘했고, 그것에 감사한다고 말을 전해야 한다.

■▪ 고객과의 대화

의료마케팅은 병원과 고객 간의 끊임없는 대화를 통하여 발전한다. 고객과의 대화를 많이 하는 병원일수록 고객과의 관계는 긍정적으로 발전한다. 일반적으로 의료인이 고객과 이야기를 나눌 수 있는 기회는 많지 않다.

하지만 커피전문점은 고객과 대화를 할 수 있는 상설창구가 있다. "바리스타"라고 불리는 커피전문가가 고객들을 위해 커피를 만들면서 설명을 곁들이면서 고객들과 즐거운 대화를 이끌어간다.

의료인이 진료과정에서 고객과 나눌 수 있는 시간은 얼마 되지 않는다. 하지만 병원은 간호사를 통하여 환자와 많은 이야기를 나눌 수 있다. 병원의 간호사는 커피전문점의 바리스타의 역할을 할수 있다.

고객과의 대화는 "커피"라는 의료서비스를 판매하는 것이 아니라, "경험"이라는 간호서비스를 판매하는 것이며, 이는 고객에게 진심으로 다가감으로서 가능하다. 고객에게 진심으로 다가갈 수 있을 때, 병원은 고객에게 간호서비스의 경험을 판매할 수 있으며 고객과의 대화도 나눌 수 있다.

고객들이 어떤 의료서비스를 어떻게 이용하며 무엇을 좋아하고 싫어하며, 그들이 바라는 것이 무엇인지 알기위해서는 반드시 대화가 중요하다. 고객이 부족하다고 느끼는 점이나 개선점에 대하여 간호사가 알고 있어야 보다 나은 간호서비스를 제공할 수 있다. 고객의 마음을 읽는 첫걸음은 대화를 통해 진심으로 그들을 이해하고 감사하는 마음에서 비롯된다.

간호서비스 08

NURSING SERVICE

간호서비스의 개선과 이점

병원에서 간호서비스를 의료의 질과 관련된 모든 부문에서 전반적으로 사용할 경우, 연쇄적인 상승효과가 나타날 수 있다. 그 이유는 간호서비스가 광고나 마케팅에 의해 달성되는 결과들을 배가시켜주기 때문이다.

간호서비스의 개선은 의료의 질향상으로 이어져, 이는 고객의 마음속에 파고들어 주위 사람들에게 해당 병원을 추천할 생각을 가지게 만들게 되어 상승효과가 나타나게 되는 것이다.

개선된 의료서비스의 가치는 기존고객을 유지하고 신규고객을 창출하여, 잠재고객 및 기존고객들에게 병원의 이미지를 좋게 인식시켜 주는 것이다. 이런 것들은 해당 병원의 간호서비스에 만족한 고객이 친구 · 친지 · 이웃들에게 추천하고 그들의 좋은 평가가 확산될 때 비로소 이루어진다.

구전효과

만족한 고객은 주변의 사람들에게 그 사실을 전파한다는 조사결과가 있다. 병원이 훌륭한 간호서비스로 수익을 올리고 좋은 이미지를 얻고 싶다면, 의료서비스의 개선에 의한 구전효과를 활용할 필요가 있다. 구전(mouth to mouth)에 의한 고객의 추천은 의료서비스의 구매를 위한 병원의 선정에서 그 어떤 것보다도 훨씬 더 효과적이다.

■■ 생산성 향상

훌륭한 간호서비스가 가져다주는 주요한 이점은 생산성의 향상이다. 기업의 경우는 실제로 고객서비스를 도입한 후에 생산성이 향상되었다는 조사결과가 있다. 이 결과는 병원에도 적용해 보면, 동일한 數의 간호사들이 간호서비스를 개선함으로서 훨씬 더 많은 의료서비스의 구매실적(매출)을 올려줄 수 있을 것이다.

■■ 고객불만의 파악

간호서비스의 개선은 상대적으로 고객불만의 접수가 증대되었음을 의미한다. 이때 병원은 고객의 불만표시를 긍정적으로 받아들여야 한다. 이를 통해 간호서비스 프로그램이 없었더라면 들을 수 없었던 의료서비스의 문제점들을 알게 되고, 그것을 개선함으로서 기존고객을 유지할 수 있는 기회도 갖게 되는 것이다.

그러나 상당수의 병원들은 고객의 불만에 귀를 기울이기를 회피하는 경향이 있다. 그 이유는 간호사들이 고객불만에 효과적으로 대처하는 방법을 교육받지 못했기 때문이다. 한 예로, 고객이 불만사항을 해당 병원에 접수를 하면, 대부분의 고객은 아무런 회답을 받지 못하고 있는 실정이다.

따라서 불만의 제기가 간편화되고 권장되어야 한다. 병원의 의료서비스에 대한 고객의 불만사항을 간편하게 제기할 수 있도록 하거나, 그것을 권장하는 간호서비스 시스템은 병원의 수익을 증가시켜 주는 경향이 있다. 왜냐하면 병원에 불만사항을 접수하는 고객들은 그들의 불만사항을 주변사람들에게 전파시키는 일이 적을 것이고, 병원은 그로 인한 손실을 줄일 수 있기 때문이다.

■■ 기타의 이점

간호서비스의 개선으로 병원이 얻을 수 있는 이점은 수없이 많다. 대표적인 간호서비스의 이점들을 소개하면 다음과 같다.

- 고객로열티 증대

- 수익증가(매출증대)
- 이용회수의 증대(반복적 거래)
- 기존고객과 신규고객의 증가
- 불만의 감소와 해결, 단골고객의 증가
- 긍정적 이미지의 형성
- 경쟁병원과의 차별화
- 고객의 호감에 따른 간호사의 사기와 생산성 향상
- 간호사들의 관계개선과 원활한 의사소통
- 간호사의 이직률 감소
- 간호사의 성장(개발)

〈 학습과제 1 〉

1. 오늘날 간호서비스가 왜 중요한가?
2. 간호서비스의 가치는 어디에서 찾을 수 있는가?
3. 간호서비스가 전문직이어야 하는 이유를 예를 들어 설명해보시오.
4. 간호서비스를 병원의 전략으로 사용해야 하는 이유는 무엇인가?
5. 병원은 고객의 무관심을 어떻게 돌려놓아야 할까?
6. 간호사가 바리스타의 역할을 하는 이유를 어디에서 찾을 수 있는가?
7. 우리병원의 간호서비스가 고객에게 좋은 인상을 남기려면 어떻게 해야 하는가?
8. 우리병원의 간호서비스 를 차별화하려면 어떻게 해야 하는가?
9. 간호서비스가 의료서비스의 재이용으로 연결되도록 하기위한 간호사의 역할을 무엇인가?

PART **02**

고객과 마케팅

01

NURSING SERVICE

고객의 이해

고객은 어떤 사람인가? 고객(customer)은 병원의 의료서비스를 지각하는 사람이다. 의료의 질은 병원의 슬로건이 아닌 고객의 실제경험에 달려있다. 고객은 의료의 질을 지각하는 사람으로, 그것은 의료서비스에 대한 고객의 실제경험에 따라 결정된다.

고객이 의료의 질을 지각(인식)한다는 것은 고객만이 의료 질을 판단할 수 있다는 것이다. 병원이 훌륭한 의료서비스를 제공한다거나 그렇게 제공하고 있다고 생각하는 것으로는 충분하지 않다. 고객 자신이 반드시 훌륭한 의료서비스를 제공 받고 있다는 사실을 지각하여야 한다. 그러므로 훌륭한 의료서비스를 제공하기 위해서는 고객을 이해하는 것이 무엇보다 중요하다.

고객은 병원 내에 존재하는 문제에는 관심이 없고, 오직 자신이 겪는 문제의 해결만을 원하는 사람이다. 따라서 간호사는 병원을 찾는 고객이 어려움을 겪고 있음을 알아야 하다. 그들은 병원보다는 의료인(간호사)에게 도움을 받기위한 개인적인 문제점을 가지고 있다.

끝으로 고객에게는 충성이라는 것이 없다. 고객에게 충성은 우연한 것이고 일시적인 현상이다. 고객에 대한 병원의 사소한 부주의는 지금까지의 긍정적 경험을 부정적인 것으로 변화시키고, 고객이 병원과의 거래를 단절하는 결과를 초래한다. 고객충성도는 깨어지기 쉽고 불완전한 상태의 것이다.

고객의 기대

고객의 기대 파악

  간호사와 고객이 상호작용 하는 과정에서 고객은 다양한 기대를 하게 되고, 간호사는 고객의 기대를 충족시켜 주어야 한다. 고객은 간호사를 대할 때 어떤 기대를 가지고 있는지, 간호사는 그것을 파악하여야 한다.

  기대(exexpectation)란 무엇인가? 고객이 경험한 간호서비스의 결과에 대한 개인의 비전이 기대인 것이다. 간호서비스에 대한 고객의 경험은 긍정적일수도 있고 부정적일수도 있는데, 이런 인식에 기초하여 형성되는 것이 기대이다.

  고객이 최근에 경험한 간호서비스가 부정적이라면, 그것은 불만족스러운 일이 일어날지 모른다는 막연한 기대를 가지고 간호사를 대하게 될 것이다. 이런 경우 간호사는 긴장하고 준비한 상태에서 환자를 대해야 할 것이다.

  간호사는 환자를 대하는 과정에서 그들의 불만족스런 경험을 파악 할 수 있는 노력을 하여야 한다. 비공식적으로 조사를 해보면 환자들이 기대하는 것과 간호사들이 생각했던 것과의 차이를 알게 될 것이다. 병원이 고객의 경험으로부터 어떤 기대를 하는지를 다음과 같이 정기적으로 파악하여야 한다.

- 개별적 또는 3~4명의 소그룹 단위로 우리 병원에 대하여 가지는 기대를 중요한 것부터 4 가지씩 적어보도록 한다.

- 그것들을 충족시키기 쉬운 것부터 어려운 것까지 순서를 매기고 그것을 하나씩 실행해 본다.

여기에서 중요한 것은 고객의 기대를 충족시키는 것이 우리들이 생각하는 것보다 비용이 적게 소요되는 것 일 수 있다는 것이다. 고객들이 기대하는 것을 큰 비용을 들이지 않고도 충족시킬 수 있다.
그럼에도 불구하고 병원이나 간호사들이 환자들이 기대하는 것을 알아보지 않는다면, 그 기대는 충족되지 않은 상태로 남게 될 것이고, 그 결과는 어떨지 생각해보면 알 것이다.

■■ 고객의 기대수준

간호서비스에 대한 고객의 기대수준은 저마다 다르다. 동일한 경험을 하고도 그것에 대하여 고객이 느끼는 것은 저마다 다르게 나타난다. 고객의 기대는 일차적 기대와 이차적 기대로 나눌 수 있다.
일차적 기대(primary expectation)는 간호사가 상호작용에서 고객이 요구하는 가장 기본적인 것에 대한 기대이다. 예를 들어, 환자가 고통을 호소했을 때 환자의 기대는 신속히 통증을 줄여주는 것이다.
이차적 기대(secondary expectation)는 이전의 경험에서 일차적 기대 이상으로 충족되었던 결과에 기초한 기대이다. 예를 들어, 간호사가 환자의 통증을 신속히 줄여주는 과정에서 환자가 능숙하고 편안하고 안락한 대우를 받은 것에 대한 기대이다.
이러한 고객의 기대는 지속적으로 변한다. 이는 병원에게 어려운 일일 수 있으나, 한편으로 고객들이 원하는 것을 지속적으로 파악하여 좋은 간호서비스를 제공 할 수 있을 것이다.
고객이 기대한 이상으로의 간호서비스 제공을 잘 하기 위한 요령을 소개하면 다음과 같다. 한번 시도해 보기를 바란다.

- 고객과 친해진다
  (고객이 누구인지 그들이 우리병원을 왜 찾아오는지 그리고 그들이 좋아하는 것과 싫어하는 것을 알아본다)
- 고객이 기대하는 바를 알아본다
  (우리병원에서 그들이 기대하는 이익이 무엇이며, 그들이 원하는 것 중에서 우리가 못하는 것이 무엇인가를 알아본다)
- 고객에게 그들의 권리를 말해준다

(간호사가 고객의 편에서 일하고 있다는 것을 고객에게 말해준다)
- 고객의 기대에 맞추어 행동한다

(고객의 기대를 충족시키기 위하여 병원이 고객에게 한 약속을 그대로 지킨다)
- 일관성을 유지한다

(불가능한 것은 약속하지 말고, 가능한 것에 대해서는 일관성을 유지한다. 고객은 자신이 찾은 병원에서도 언제나 좋은 경험을 하고 싶어한다)
- 고객들이 원하는 방향으로 대화한다

(고객이 당신을 직접 만나서 대화를 하고 싶어하면 그렇게 해준다. 고객이 원하는 방식으로 맞추어준다)

■■ 고객의 기대와 신뢰성

의료인(간호사)은 고객의 욕구를 충족시킬 수 있는 서비스 기술을 가지고 있어야 한다. 의료인이 서비스 기술을 구축하기 위해서는 고객에 대하여 많은 사항을 알 수 있어야 한다. 이를 위해 다음의 질문에 답을 할수 있으면 효과적이다.

- 고객은 어떤 경우에 만족하는가?
- 나와 병원의 의료서비스에서 개선이 필요한가?
- 고객의 욕구를 파악하는 방법은 있는가?
- 고객을 위한 가장 기본적인 행동은 무엇인가?

의료인이 훌륭한 서비스 기술을 구비하면 고객은 만족한다. 고객만족은 고객과 병원의 상호작용에서 고객이 느끼는 총체적인 기쁨이다. 이러한 고객만족은 의료서비스에 대한 고객의 기대와 지각(인식)의 차이를 반영한다.

의료서비스에 대한 고객의 인식이 고객의 기대보다 크면 고객만족이고, 고객의 인식이 고객의 기대보다 적으면 불만족이 된다. 그런데 고객의 기대는 지속적으로 변화하고, 그 수준은 점점 높아지기 때문에 고객의 기대를 일정하게 유지하는 능력이 고객만족에서 중요하다.

고객의기대가 변화하는 상태에서, 그것을 일정하게 유지하는 방법은 의료인에 대한 신뢰성을 확보하는 것이다. 신뢰성(credibility)이란 의료인의 현재 지식수준과 명성 그리고 전문성에 대한 전체적인 평가이다.

신뢰성은 고객과 병원(의료인) 상호간의 믿음을 조성한다. 병원(의료인)이 고객과 성공적으로 관계를 맺으려면 상호신뢰는 필수적이다. 간호사 개인의 신용은 간호사로서의 성공여부를 결정짓는 중요한 요인이다. 고객의 신뢰를 얻기 위한 간호사의 행동은 다음과 같다.

- 일관성을 유지한다.
  (항상 공정함을 유지하고 비슷한 상황에서도 동일한 반응을 보인다.)
- 약속을 지킨다.
  (한번 한 약속은 반드시 지킨다)
- 전문성을 개발한다.
  (병원과 간호사(의료인)에 대한 해박한 지식을 갖는다.)
- 동료와 협조한다.
  (타인과 협조하면 공동목표가 생기고 그것을 달성함으로서 인식을 공유하게 된다)
- 고객에 대한 헌신을 표시한다.
  (고객에게 무엇을 할 것인지 미리 말하고, 그들의 요구가 처리 될 때까지 책임진다)
- 고객과 동료를 함께 존중한다.
  (다른 사람을 존중하면 그 사람도 나를 존중하게 된다)
- 잘못했으면 사과한다.
  (솔직함은 고객들에게 좋은 인상을 심어준다)
- 고객신뢰를 잃지 않도록 한다.
  (신뢰를 한번 잃으면 그것을 회복하기는 더욱 어렵다)

■■ 고객 기대의 영향요인

효과적인 의료서비스의 핵심은 고객이 기대한 수준 이상의 의료서비스를 제공하는데 있다. 따라서 병원의 주요 역할은 고객이 지각할 수 있는 의료서비스를 제공하는 것이다. 고객의 기대에 영향을 미치는 5 요소는 다음과 같다.

구전

무형의 의료서비스를 구매할 때는 주변 사람의 권고나 충고 등이 영향을 미친다. 조사에 의하면, 구전에 의한 병원의 추천이 재화의 구매에서 보다 큰 역할을 함이 밝혀졌다.

개인적 욕구

고객들의 욕구는 다양하다. 욕구(need)는 고객들이 개인적으로 필요로 하는 것이다. 이런 개인적 요구들이 고객의 기대에 영향을 강하게 미친다.

과거의 경험

의료서비스에 대한 고객의 과거 경험은 고객의 기대 수준에 영향을 미칠 수 있다. 이전의 의료서비스 경험이 좋지 않았던 고객은 그것보다 낮은 수준의 기대를 할 수 있지만 그런 기회마저 다시 안 올 수도 있다. 훌륭한 의료서비스의 제공은 고객의 입장에서 좋은 기대를 가지게 되는 것이다.

외부의 의사소통

병원의 종사자, 특히 의료인이 고객에게 전하는 구전의 말은 고객의 기대를 실현함에 있어서 핵심적 역할을 한다. 이러한 외부의 의사소통은 고객들에게 약속을 하게 되고, 그 약속이 무엇이든지간에 고객의 마음속에 기대를 만든다. 고객이 질 높은 의료서비스를 지각하도록 히기 위해서는 병원은 그 약속을 지키는 것이 중요하다.

첫인상

고객의 첫인상은 병원의 성공을 결정한다. 긍정적인 첫인상의 확보가 병원 성공의 지름길이다. 경쟁병원과 비슷한 의료서비스를 제공하는 상황에서 충성스런 고객을 확보하는 방법은 고객에게 경쟁병원보다 먼저 좋은 인상을 남기는 것이다.

고객은 브랜드에 감정적 유대감을 갖는데, 이것이 병원과 고객 간의 강력한 관계를 만들어준다. 이 관계는 오랫동안 충성고객을 만들어 내고, 고객의 첫인상에 결정적 역할을 한다.

그런데 고객의 첫인상을 좋게 만들 기회는 단 한번뿐이라는 사실이다. 만일 간호사와의 첫 만남이 고객에게 좋은 인상을 심어주지 못하면, 병원과 고객 간의 관계형성 기회를 놓치게 되는 것이다.

고객의 첫인상이 중요한 만큼 그들의 부정적 인상을 바꾸기도 어렵다. 만일 잘못된 첫인상을 만회할 수 있는 방법은 병원의 관리자 또는 의료인(간호사)의 잘못을 즉각 인정하고 보상하는 것이다. 병원이 신속한 조치를 취하여도, 고객의 부정적 첫인상을 지우지 못할 수도 있다. 최선의 방법은 고객의 부정적인 첫인상을 만들지 않는 것이다.

03 고객의 인식

▪▪ 고객인식의 의미

고객의 기대는 고객의 인식으로부터 영향을 받는다. 인식(perception)이란 고객 자신의 경험에 기초하여 사물을 바라보는 것이다. 고객의 과거경험이 좋으면 그것의 대상에는 좋은 기대를 하게 된다.

어떤 영향에 대한 고객의 인식은 저마다 다르다. 병에 술이 절반 남았을때, 나타나는 반응은 2 가지, 즉 "아직 반이나 남았어" 또는 "절반 밖에 남지 않았네" 이다.

인식은 어떤 대상에 대한 반응이다. 병원에 처음 들어설 때 또는 의료인을 처음대할 때, 고객이 받는 인상이 이른바 인식이다. 고객들은 첫인상에 의해 많은 영향을 받는다.

또한 고객들에게 첫인상과 함께 마지막 인상도 특별한 의미를 가진다. 한 연구에 의하면, 사람들에게 연속적으로 사과, 배, 복숭아, 자두, 석류 등의 순서대로 보여 주었을 때, 대부분의 사람들은 사과와 석류만을 기억한다고 한다. 이것을 "마지막 인상의 법칙"이라고 한다.

이 법칙은 간호분야에도 적용될 수 있다. 병원이나 간호사의 잘못에 대하여 종사자, 특히 간호사가 고객에게 사과를 하면, 사과를 받은 고객은 그 인상이 강하게 남아 간호사의 실수에 대한 기억이 흐려지게 된다.

■ 고객인식의 형성

이러한 고객의 인식은 반드시 합리적인 사고에 의하여 형성되지는 않는다. 때로는 순간적인 실망이나 노여움에 의하여 영향을 받기도 한다. 이런 점에서 고객의 인식은 미스테리 한 것이다.

따라서 간호사는 고객의 과거 경험에 근거하여 고객의 기대를 예측하여, 고객의 인식이 항상 긍정적이 되도록 간호서비스를 제공하여야 한다. 고객은 자신의 과거 경험을 상세히 기억하지는 못해도, 그것에 대한 전체적인 느낌은 기억한다. 이때 이것이 고객의 인식을 형성하는 것이다.

고객의 인식을 좋게 유지하려면, 간호사는 고객을 특별한 존재로 인식되도록 해주어야 한다. 고객의 시간과 형편에 우선순위를 부여하고. 순간순간 고객에게 감사하다는 말을 빠뜨리지 말아야 한다.

그리고 고객에게 지원이 필요한 것이 없는지, 우리가 고객이 원하는 대로 잘하고 있는지 확인해 보아야 한다. 이러한 고객의 피드백은 병원과 간호사에 대한 고객의 인식을 나타내는 것이다.

고객가치

고객만족의 이해를 돕기 위하여 편의상 가치라는 개념이 사용된다. 가치는 어떻게 인식되며 창조되는가를 살펴보자. 가치(value)는 어떤 상황에 적절하게 반응하기 위한 개인의 신념·지각·아이디어 등의 결합이다.

가치는 의료서비스에 대하여 지불한 가격(비용)과 서비스를 받음으로써 얻을 수 있는 편익(혜택)의 비교를 통하여 인식된다. 즉 의료서비스의 구매(소비)에서 얻을 수 있는 편익사항이 지불한 가격(비용)보다도 많다면, 그 의료서비스는 가치가 창조되는 것이다.

$$가치(value) = 편익(benefit) - 가격(price)$$

병원이 환자에게 만족을 주기 위해서는 고객이 최소한으로 기대하는 수준 이상의 의료서비스를 제공하여야 하는 것이다. 일반적으로, 고객들은 의료서비스를 받고자할 때 일정수준의 기대가치(expected value)를 가지며, 의료서비스를 받고 나면 실제가치(actual value)를 경험한다. 이 실제가치와 기대가치의 비교를 통하여, 고객만족과 고객불만족이 형성된다.

즉, 기대가치보다도 실제가치가 크게 인식되면 고객만족이 되고, 반대로, 기대가치보다도 실제가치가 적게 인식되면 고객불만족이 된다. 따라서 병원에서 진료를 받은 의료서비스에 대한 고객의 인식(지각)을 인지가치(perceived value)라고 한다면, 인지가치는 실제가치에서 기대가치를 제한 것이 된다.

$$인지가치 = 실제가치 - 기대가치$$

표-1 》》 가치의 비교에 따른 고객만족의 단계

고객만족의 단계		가치의 비교
고객 불만족		기대가치 〈 실제가치
고객만족	고객만족	기대가치 = 실제가치
	고객기쁨	실제가치 〉 기대가치
	고객 놀라움	실제가치 〉〉 기대가치

의료서비스의 기대가치는 자신의 사용경험과 그것을 사용해본 경험이 있는 사람들의 조언 등을 통하여 형성된다. 기대가치는 의료서비스를 실제로 경험하기 이전의 의료서비스에 대한 가치이므로, 이것이 크면 클수록 인지가치는 적어지게 된다.

환언하면, 고객만족은 의료서비스에 대한 고객의 기대가치가 어느 정도인가에 따라 고객만족의 여부가 결정된다. 실제가치와 기대가치의 비교를 자세히 살펴보면 〈표-1〉과 같다.

고객불만족은 기대가치보다도 실제가치가 적게 인식될 때 나타나고, 고객만족은 의료서비스의 실제가치가 그것의 기대가치와 같거나 클 때 나타난다. 고객만족은 만족의 정도, 즉 기대가치와 실제가치의 차이를 어느 정도로 인식하느냐에 따라 고객기쁨(customer delight)이 될 수도 있고, 고객 놀라움(customer surprise)의 단계로 발전할 수도 있다.

이처럼, 고객만족이란 고객의 기대수준 이상의 의료서비스를 제공하여 고객이 전혀 기대하지 못한 새로운 가치를 제공함으로써 고객에게 기쁨을 주고 놀라움을 주는 고객중심의 고객만족경영인 것이다.

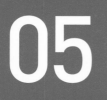

05

고객의 구매평가

고객은 의료서비스(간호서비스)의 구매(이용)에서 어떠한 평가과정을 거쳐 만족 또는 불만족을 하는 것일까? 의료서비스의 구매평가는 〈그림-1〉과 같이 3 단계의 과정을 거친다.

의료서비스의 이용을 위해 병원에 들어서는 순간 또는 의료인을 대하는 순간, 의료서비스는 평가된다. 이것이 구매전 평가이다. 이는 병원과 의료인에 의해 형성된 첫인상에 의해 평가된다. 구매전 평가는 의료서비스에 대한 고객의 기대를 형성한다.

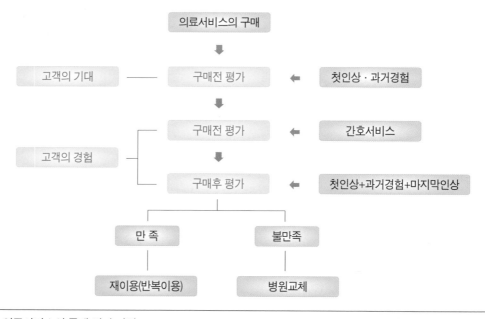

그림-1 》》 의료서비스의 구매 평가 과정

또한 고객은 의료서비스를 이용하면서 평가를 하는데 이것이 구매중 평가이다. 이 경우 간호서비스가 의료서비스의 평가에서 중요한 역할을 한다.

한편 고객이 병원 문을 나서면서 의료서비스에 대한 전반적인 평가를 하는데, 이것을 구매후 평가라고 한다. 이는 첫인상과 간호서비스 그리고 마지막 인상의 총체적인 평가이다.

이상의 3단계 평가에서 고객은 의료서비스의 구매에서 구매전 평가보다는 구매중 평가와 구매후 평가를 중요하게 여긴다. 왜냐하면 고객은 의료서비스의 구매에서 그것을 이용하기 전에는 그것의 평가가 어렵기 때문이다.

구매전 평가는 고객의 기대를 형성하고, 구매중 평가와 구매후 평가는 고객의 경험을 형성한다. 고객은 의료서비스에 대한 기대와 실제경험의 비교를 통하여 만족여부를 결정한다.

고객의 기대 〉고객의 실제경험 → 불만족
고객의 기대 〈 고객의 실제경험 → 만족

고객이 의료서비스의 구매에서 만족을 하면, 고객은 그 병원을 다시 찾게 될 것이고, 불만족을 하게 되면 다른 병원으로 교체하여 찾게 될 것이다. 의료서비스의 이용에 불만족을 야기하지 않으려면 마지막 인상을 호의적으로 형성할 수 있는 노력이 필요하다.

06

고객의 신뢰

병원사업의 성공은 결국 고객과의 신뢰에 있다. 고객의 신뢰를 얻지 못하면, 비즈니스의 성공은 기대하기 어렵다. 특히 의료서비스의 구매에서 신뢰는 더욱 중요하다. 고객은 처음에는 전문가(의사, 간호사 등)의 배경이나 기술 등을 조사해보지만, 결국에는 그를 믿지 않으면 안 된다. 그런데 남을 믿는다는 것이 그리 쉬운 것이 아니다.

고객은 자신들의 욕구를 이해하고 자신을 배려 해 줄 수 있는 의료인(간호사)을 원한다. 그런 의료인을 고객들은 믿고 싶어한다. 결국 고객의 확보는 신뢰에 있다. 병원이 고객의 신뢰를 얻기 위해서는 먼저 병원이 믿을 수 있는 증거를 보여주어야 한다.

신뢰는 어떻게 하면 얻을 수 있을까? 어떻게 하면 신뢰를 받을 수 있을까? 분명한 사실은 신뢰는 얻어지는 것이 아니라 얻어내야 하는 것이며 그리고 믿을 만한 행동을 하여야 얻을 수 있다는 것이다.

예를 들어 보자, 홍길동은 치과를 찾았다. 치과의사는 그에게 다양한 시술을 원했다. 치과의사의 그러한 권고에서, 그는 의심을 하면서 매출을 올리려는 것이 아닌지 의심하였다. 그가 치료를 받을 때마다 치과의사는 전화를 걸어 진료 후 고통의 여부 등을 물어보았다. 그러한 행동은 매번 계속되었다. 그는 의사의 배려에 대한 감명을 받아 진심을 믿게 되었다. 이제 그는 치과의사가 원하는 추가시술을 의심없이 받아들이게 되었다.

■ 신뢰의 특징

한번 얻은 신뢰를 어떻게 강화할 것인가? 이를 위해서는 신뢰의 특징을 먼저 알아야 한다. 신뢰의 특징은 다음과 같다.

첫째, 신뢰는 성장한다. 의료서비스는 경험을 해보지 않고서는 신뢰의 관계가 싹트기 어렵다. 우리가 사람을 만나는 처음부터 존경심 등이 싹트기는 하지만, 신뢰(믿음)은 그렇지가 않다. 신뢰는 시간과 증거를 필요로 한다.

둘째, 신뢰는 이성과 감성의 양면성을 지닌다. 병원의 신뢰는 의료인의 능력을 경험할 때 형성된다. 의료인의 기술적 능력은 성공의 필수요건으로, 이것(이성적 영역)이 전부는 아니다. 하지만 그것으로는 충분하지 않다. 환자를 이해하고 배려하는 마음(감성적 영역)이 있어야 신뢰를 얻을 수 있다.

셋째, 신뢰는 양방향의 관계이다. 존경이나 사랑 등은 나와 상대방의 생각이나 감정이 다 를 수는 있지만, 신뢰는 그렇지 않다. 일방이 상대에게 다가간다고 신뢰가 형성되지는 않는다. 신뢰는 혼자서 관계를 맺을 수는 없다. 신뢰관계의 구축에는 마음의 교감이나 감명의 순간들이 필요하다.

넷째, 신뢰에는 리스크가 따른다. 신뢰는 상대방이 뭔가를 할 것이라고 믿는다는 것이다. 그것은 그 약속이며, 그 약속을 어길 가능성이 있다. 그럼에도 불구하고 약속을 어기지 않으리라고 믿는 것이다. 만일 상대방이 약속을 어길 가능성이 전혀 없다면, 그것을 신뢰관계가 아닌 종속관계에 가깝다. 신뢰관계는 약속을 어길 가능성이 존재하지만, 그것을 하지 않을 것이라고 결심할 때, 그 관계는 특별해진다.

다섯째, 신뢰는 개인적이다. 신뢰관계는 간호사와 고객의 사이에 발생하며, 지극히 개인적이다. 신뢰는 이들 간의 공감과 이해의 토대 위에서 존재하며, 그것의 효력이 일시적이라도 그것을 유지하는 것은 다름 아닌 사람이다. 신뢰의 핵심은 두 사람의 관계이다. 내가 상대를 배려하는 만큼 상대도 나를 배려한다는 증거(믿음)을 보여줄 때, 신뢰관계가 구축된다.

■■ 신뢰구축의 원칙

간호서비스에서 신뢰의 핵심은 간호사와 고객 두 사람간의 관계이다. 관계를 만들려면 두 사람의 차이점이 아닌 공통점을 찾아야 한다. 고객과 관계를 맺을 때는, 고객이 아닌 사람과 관계를 맺는 다는 자세로 임해야 한다.

신뢰관계를 구축하는 원칙들을 살펴보면 다음과 같다. 첫째, 먼저 다가가야 한다. 호의를 받으려면 먼저 호의를 배풀어야 하듯이, 관계를 맺으려면 먼저 다가가야 한다. 관계를 맺고 싶다는 의지나 생각을 상대방에게 보여야 한다. 물론 거부당할 가능성도 있다. 관계의 거절은 연애시절의 데이트 신청을 거부당하는 것과 다르지 않다.

둘째, 말로 하지 말고 직접 보여주어야 한다. 우리가 무엇에 대해 아무리 좋게 말해도, 상대방이 믿지 않을 때가 있다. 그때는 말로 주장하지 말고, 행동으로 보여주어야 한다. 그것이 신뢰를 얻는 것이다. 고객관계를 구축하는 활동에서 다음의 내용들을 말로 보여줄 수 있어야 한다.

- 고객의 말을 열심히 듣고 있다.
- 고객의 말을 중요하게 여기고 있다.
- 고객의 특별한 상황을 이해하고 있다.
- 우리와 협력하면 많은 도움이 될 것이다.
- 차별화된 도움을 줄 수 있다.
- 약속을 꼭 지킬 것이다.
- 이런 문제를 다뤄 본 경험이 있다.

셋째, 고객이기 전에 한 개인으로 대해야 한다. 상대방으로부터 신뢰를 얻으려면, 그를 집단의 일원이 아닌 개인으로 대하고 있다는 느낌을 주어야 한다. 우리는 이것이 익숙하지 않아 어려움이 있다. 우리는 늘 사용해오던 용어와 방법과 도구를 사용하는 경향이 있기 때문이다. 누군가를 도우려면 그의 마음을 이해해야 하듯이, 그의 문제와 관심사, 욕구 등에 대해 많은 정보를 얻어야 한다.

넷째, 질문을 던지고 귀를 기울여야 한다. 많은 질문을 던지고 귀를 기울여야 한다. 사람들은 속내를 드러내고 이야기하기보다는 힌트만을 줄때가 많다. 현명한 간호사라면, 그런 고객의 마음을 알아내기 위해 적절한 질문을 던질 수 있어야 한다.

다섯째, 권고(조언)할 자격을 얻어야 한다. 고객은 항상 조언을 받고 싶어한다고 생각하는 많은 사람들이 있다. 그러나 이것은 잘못된 생각이다. 상대방이 조언을 받고 싶어하는지 확인하여야 한다. 고객의 현재 상황과 그 상황에 대한 고객의 감정을 이해하고서, 조언을 받고 싶어하는지 생각해보아야 한다.

여섯째, 인간적인 관심을 보여야 한다. 고객의 마음을 얻으려면 비위를 맞추는 것이 아니라 진심으로 관심을 보이는 것이다. 다시 말하면,귀를 기울여야 한다. 그것이 고객의 마음을 얻는 방법이다. 귀를 기울이면 상대에 대해 많은 것을 알 수 있는 동시에 상대로 하여금 내 말을 듣도록 만들 수도 있다. 상대가 나를 이해하고 있다는 느낌을 받도록 하는 것이 신뢰를 얻는 중요한 요소 중의 하나이다.

일곱째, 칭찬을 하여야 한다. 칭찬을 해주어야 한다. 칭찬은 사실에 기초하여 진심으로 그리고 구체적으로 해야 한다. 그렇지 않으면 칭찬은 아첨으로 보이기 쉽다. 그리고 고객에게 적절한 감사를 표시하면 관계는 훨씬 더 깊어진다.

의료마케팅

　의료마케팅은 병원과 고객이 관계를 맺는 활동이다. 의료마케팅은 3개의 마케팅 - 내부마팅, 외부마케팅, 상호작용적 마케팅 - 으로 구성된다. 내부마케팅은 병원의 종사자(간호사)를 대상으로 하는 마케팅이고, 외부마케팅은 소비자(미래의 환자인 고객)를 대상으로 하는 전통적인 마케팅이다. 그리고 상호작용적 마케팅은 의료인이 고객을 만나 진료하는 현장에서 이루어지는 마케팅이다.

　병원이 고객에게 만족을 주지 못하면, 고객은 그 병원을 다시 찾지 않을 것이다. 병원과 고객 간의 관계에서 신뢰는 매우 중요하다. 의료인과 고객이 상호작용하면서 관계를 맺는데, 만일 서로가 상대에게 신뢰를 주지 못하면 이들의 관계는 오래가지 못한다.

　신뢰의 중요성은 마케팅의 개념에서 알 수 있다. 마케팅은 고객에게 상품을 판매(sales 한 이후에도 사후관리를 통하여 그들을 만족시키는 활동을 전개한다. 그러나 판매(selling)은 상품을 판매한 이후에는 책임을 지지 않는다.

　마케팅이 결혼이라고 하면, 판매는 연예에 비유 할 수 있다. 결혼생활은 연예와는 달리 상호 서로 간의 신뢰가 없으면 지속될 수가 없다. 병원과 고객의 관계에서 신뢰의 중요성은 마케팅의 개념에서 매우 중요함을 알 수 있다.

08

내부마케팅

내부마케팅은 고객만족을 위해 간호사와 고객이 상호작용을 잘 하도록, 즉 간호사가 고객과 좋은 상호관계를 맺도록 간호사에게 만족을 주도록 하는 병원의 마케팅활동이다. 간호사가 직무에 만족할 수 있는 직무환경을 조성해주고, 고객지향적 사고와 태도를 형성하도록 동기부여하는 마케팅활동이 내부마케팅(internal marketing)이다.

병원의 성패는 간호사들을 어떻게 관리하느냐에 달려있다. 병원수익은 내부마케팅의 성과이며, 여기에서 간호사의 역할은 중요하다. 간호사가 고객(환자와 그 가족)의 기대에 부응할 때 만족스런 간호서비스를 수행할 수 있게 된다.

이를 위해 내부마케팅이 실행되어야 한다. 성공적인 내부마케팅의 실행을 위해서는 먼저 병원 내부에 내부마케팅의 초점이 맞추어져야 한다. 의료인, 특히 간호사들에게 내부마케팅의 초점이 두어져야 한다. 간호사들이 병원에서 자신들에게 중요한 무엇을 개선하는 활동에 참여 할 수 있을 때, 그들은 내부마케팅 활동에 능동적 적극적으로 참여하게 된다.

다음은 내부마케팅을 통한 외부마케팅의 성과개선이다. 간호사들은 그들의 근로조건이나 직무를 개선하는 활동이 중요하지만, 이런 내부마케팅의 궁극적 목표는 그것이 외부마케팅에 미치는 영향이다.

다시 말하면, 간호사의 서비스 마인드가 병원의 수익개선에 어떤 영향을 미치는가이다. 내부마케팅과 외부마케팅은 銅錢의 兩面처럼 상호 밀접한 관계를 가진다.

마지막으로 내부마케팅은 고객지향적 조직문화를 구축한 다음에 실행하는 것이 바람직하다. 그것은 내부마케팅을 전략이 아닌 전술적 차원으로 간주하거나 고객(환자)을 접촉하는 의료인으로 한정지어서 실행한다면 실패할 가능성이 크기 때문이다. 진료부서는 물론 진료지원부서 종사자 모두의 참여가 있을 때 제대로 된 내부마케팅을 실행할 수 있다.

상호작용적 마케팅

유형의 제품은 생산과 소비의 시점이 다르기 때문에, 일시에 많은 소비자가 몰려와도 상품의 공급이 신속히 이루어질 수 있다. 그것은 제품은 재고가 가능하기 때문이다. 제품에서는 생산과 소비의 시점이 달라, 이들을 연결하기 위하여 재고라는 전통적 마케팅이 필요하다.

의료서비스는 의료의 생산과 소비가 거의 동시에 이루어진다. 의료서비스는 고객이 함께 한 자리에서 의료서비스가 생산되어 제공되고 소비(이용)된다. 고객이 병원에 들어서면 진료를 접수하는 순간부터 의료의 생산과 소비가 이루어진다. 이러한 의료서비스의 동시성을 불가분성 또는 비분리성이라고도 한다.

의료서비스는 이러한 의료의 동시성으로 인하여, 의료인과 고객의 상호작용에 따라 의료서비스의 제공이 이루어진다. 이른바, 의료인과 고객 간의 상호작용에 따라 상호작용적 마케팅기능이 필요하게 된다. 상호작용적 마케팅에서는 의료서비스를 생산하는 인적·물적 자원들을 보면서 의료서비스의 구매(이용)를 결정하게 된다.

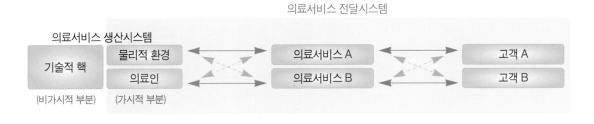

그림-2 》》 의료서비스의 시스템

〈그림-2〉을 보면, 의료서비스의 생산(운영)시스템은 고객의 눈에 보이는 부분과 눈에 보이지 않는 부분으로 구성된다. 병원의 물리적 환경(실내장식, 의료기기 및 장비)과 의료인의 상호작용에 따라 의료서비스가 생산되고 소비된다. 고객은 눈에 보이는 인적 · 물적 자원과의 상호작용에 따라 눈에 보이는 않는 기술적 핵을 유추하여 의료서비스를 이용하는 것이다.

의료인과 고객(환자)간의 상호작용에 따라 전달되는 의료 질에 대한 고객의 인식이 달라지며, 그 결과에 따라 고객의 만족여부가 결정된다. 의료인과 고객의 상호작용에는 병원의 물리적 환경이 영향을 미치며, 이 물리적 환경은 고객이 병원을 이용하는 구매유형에도 영향을 미친다. 의료인과 환자의 상호작용, 그리고 물리적 환경의 영향을 받은 고객(환자)은 그들 간의 정보교환을 통하여 의료서비스를 구매하고 소비하게 된다.

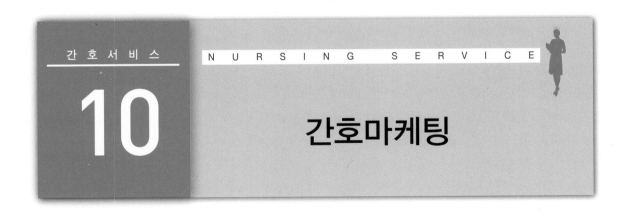

간호서비스 10

NURSING SERVICE

간호마케팅

간호서비스를 적극적으로 제공하기 위해서는 간호마케팅을 수행하여야 한다. 간호마케팅은 의료서비스의 이용을 촉진하기위한 간호사의 마케팅활동이다. 간호사는 의료서비스의 이용을 촉진함으로서 간호서비스를 보다 적극적으로 제공할 수 있다.

간호사와 고객의 상호작용에 따라 간호서비스에 대한 고객의 인식이 달라지며, 그 결과에 따라 만족여부가 결정된다. 간호서비스에 대한 고객의 만족은 의료서비스의 재이용에 영향을 준다.

간호사와 고객(환자)의 상호작용에서 만족을 느낀 고객들은 그들의 □傳을 통하여 다른 사람들에게 그 사실을 전파한다.

이러한 간호마케팅의 시스템은 〈그림-3〉에서처럼 간호서비스의 생산시스템, 전달시스템, 마케팅지원시스템 등 3개의 하위시스템으로 구성된다. 마케팅지원시스템이 간호마케팅이다.

마케팅은 환자의 마음을 얻기 위한 경쟁의 행위이고, 간호사는 4P(Produce, Price, Place, Promo-

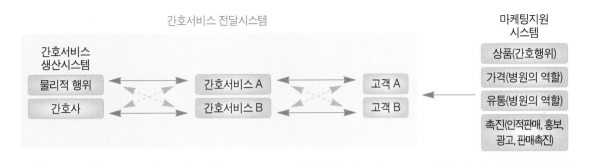

그림-3 》》 간호마케팅시스템

tion)라는 무기를 가지고 경쟁병원과 싸우는 戰士이다.

상품(price)은 간호서비스로서 간호사 자체와 물리적 환경으로 구성된다. 병원하면 간호사를 떠올리듯이, 간호사와 그들의 행위는 간호서비스를 구성한다. 그리고 물리적 환경도 의료서비스의 이용에 영향을 주므로, 자신의 이미지에 어울리는 물리적 환경을 형성하여, 고객에게 즐거운 이용환경을 만들어주어야 한다.

가격(price)은 입원환자에 대하여 간호관리료 25%를 의료서비스의 가격으로 인정하고 있다. 가격은 간호사가 아닌 병원의 역할(기능)이다. 그리고 유통(channel)은 의료서비스의 전달체계로서 고객과 근접한 곳에 또는 전달과정을 단순화하는 것이다. 이 역시 의료서비스의 이용에 영향을 미치나, 병원의 역할이다.

촉진(promotion)은 간호사의 중요한 마케팅활동이다. 촉진의 수단으로 인적판매, 광고, 홍보, 판매촉진 등이 있다. 간호사가 이용할 수 있는 촉진의 수단으로 인적판매와 판매촉진이다. 고객에게 정보를 전달하고 설득하고 기억을 상기시켜 의료서비스의 이용을 촉진하는 것이다.

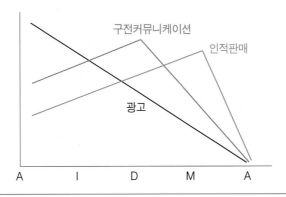

그림-4 》 고객의 심리 단계별 촉진효과

의료서비스의 이용촉진은 고객의 심리단계에 따라 결정할 필요가 있다. 〈그림-4〉에서 처럼 주의(attention)와 관심(interest)을 끄는 단계에서는 광고가 효과적이지만, 구매하고 싶은 의욕을 자아내는 단계(desire)에서는 구전커뮤니케이션이 효과적이다. 그리고 구매의 동기(motion)를 자극하고 그것을 행동(action)으로 이끄는 단계에서는 인적판매가 효과적이다.

이처럼, 의료(간호)서비스의 전달과정에서 고객만족은 의료서비스의 재이용으로 이어지고 있다. 제퍼슨 대학병원은 환자만족관리시스템(PSMS)을 통하여 많은 고객이 병원을 찾도록 하는데 성공하였다. PSMS의 도입전후(1986년과 1989년)에 따른 입원환자의 비율을 보면 다음과 같다. 과거의 이용경험은 20%에서 38%로, 방문은 9%에서 38%로, 친구의 추천은 7%에서 26%로 입원환자가 증가하였다.

간호사는 환자와의 상호작용을 통하여 그들을 간호하고 만족시킴으로서 다음 번에도 병원을 찾을 수 있도록 해주는 중요한 사람이기 때문에, 병원과 간호부서는 간호사로 하여금 마케팅 역할과 기능을 적극적으로 수행 할 수 있도록 지원하고 지지하여야 할 것이다.

〈 학습과제 2 〉

1. 의료 질의 인식에서 고객의 이해가 중요한 이유는 무엇인가?

2. 간호서비스에 대한 고객의 경험이 부정적이라면 간호사는 어떻게 하여야 할까?

3. 고객의 기대를 충족시키기 위한 방법들을 설명해보시오?

4. 고객에게 신뢰를 주는 것이 왜 중요하며 그 방법은 무엇인가?

5. 고객의 기대에 영향을 미치는 요인들을 설명해보시오.

6. 고객의 인식이 긍정적이 되도록 하여야 하는 이유는 무엇인가?

7. 의료서비스의 평가에서 고객이 중요하게 여기는 단계는 무엇이며, 그 이유는 무엇인가?

8. 간호사와 고객의 신뢰관계를 구축하는 방법은 무엇인가?

9. 의료마케팅에서 신뢰가 중요한 이유는 무엇인가?

10. 간호사에 대한 병원의 내부마케팅 활동은 무엇인가?

11. 상호작용적 마케팅이 중요한 이유는 무엇인가?

12. 간호사는 의료서비스의 일부로서 그것의 마케팅을 위해서는 자신을 어떻게 포장하여야 하는가?

13. 고객의 의료서비스 이용를 자극하고 편리하게 해주는 간호사의 촉진방법으로 무엇이 있는가?

PART **03**

간호서비스의 계획과 평가

전략으로서의
간호서비스 계획

간호서비스는 병원수익의 향상은 물론 의료의 질을 높이는 중요한 요소임에도 불구하고, 병원들은 간호서비스의 중요성을 인식하지 못하고 있다. 간호서비스는 병원경영의 최우선 사항이면서도, 경영진들은 간호서비스를 과소평가하는 경향이 있다.

간호서비스의 중요성을 인식하는 병원들은 의료서비스를 차별화시키는 요소로서 사용하고 있다. 다시 말해서 간호서비스를 하나의 전략으로 사용한다는 것이다.

간호서비스를 간호사들이 행하는 그대로 내버려둔다면, 간호서비스는 의료서비스를 차별화시키는 요소로서 사용할 수 없다. 간호서비스를 전략으로 사용하기 위해서는 간호서비스를 전략으로서 계획을 수립하여야 한다.

특히 오늘날처럼 경쟁이 치열한 의료환경에서는 간호서비스는 병원들에게 매우 유용한 전략이다. 성공한 기업들이 가격이 아닌 서비스를 강조함을 볼 때, 간호서비스는 병원의 유용한 전략임에는 틀림없을 것이다.

▪▪ 전략의 의미

훌륭한 간호서비스는 우연히 또는 자연적으로 발생하는 것이 아니라, 철저한 계획의 산물이다. 의료서비스를 차별화시키는 요소로서 간호서비스를 사용하기 위해서는 계획으로서의 전략이 수립되어야 한다.

전략(strategy)이란 병원의 목표를 달성하기 위한 계획으로, 그것의 실천을 위한 각종 행위의 수행과

자원의 배분에 관한 내용이 기술된다. 다시 말하면, 전략으로서의 계획이 수립되어야 하는 것이다.

따라서 훌륭한 간호서비스를 행하기 위한 가장 중요한 단계는 전략을 개발하는 것이다. 전략은 병원이 적절한 수준의 간호서비스를 행하도록 도와준다.

고객의 기대보다 높은 수준의 간호서비스가 결코 훌륭한 간호서비스가 아니다. 간호서비스의 수준이 너무 높으면 많은 비용이 발생하게 되고, 반대로 너무 낮은 간호서비는 경쟁력을 약화시키게 된다. 따라서 적절한 수준의 간호서비스 개발이 필요한 것이다.

■■ 전략개발의 요소

간호서비스의 전략을 개발할 때 고려할 많은 요인들이 있다. 계획. 인프라, 간호서비스문화, 간호의 서비스지향성, 소비행동, 시장세분화 등이 그것이다.

간호서비스의 계획

계획은 간호서비스 전략을 개발할 때 처음으로 고려하는 요소이다. 간호서비스의 수행에 대한 계획을 세우려면, 먼저 간호서비스에서 달성하고자 하는 목표가 무엇인지를 정해야 한다.

간호서비스에서 달성하고자 하는 목표는 병원의 경영방침과 간호부서장의 간호철학에 따라 간호부서장이 결정한다. 병원에 따라 경영진과 부서장이 함께 결정 할 수도 있을 것이다.

간호서비스의 목표를 고객불평의 감소에서부터 고객요구의 30초 내의 응답하기에 이르기까지 매우 다양한데, 간호서비스의 목표를 정해줌으로서 간호사들은 그들이 달성해야 할 하위목표의 달성이 쉬워진다.

간호서비스의 인프라

간호서비스는 적적한 시설(장비)이나 인력 등의 구비여부에 따라 그것의 성과는 달라진다. 간호서비스의 인프라(infrastructure)는 간호서비스를 지원하는 사람, 물리적 설비 그리고 정보 등으로 구성된다.

병원은 종종 자신이 가진 인프라만으로 가능한 범위 이상의 간호서비스를 제공하려고 한다. 간호서비스의 인프라가 제대로 구비되지 않으면 가능한 범위의 서비스 제공이 어렵다. 따라서 병원이 좋은 간호서비스를 행하기위해서는 적절한 인프라의 구축이 필요하다.

간호서비스 문화

간호사는 동일한 교육과 훈련을 받았어도 그들은 서로 상이한 성장환경과 배경을 가지고 있어, 그들의 행위(간호서비스)는 저마다 다르게 나타난다. 다시 말하면 간호사들이 행하는 서비스는 저마다 다르다.

이러한 간호서비스를 계획하지 않는다면, 간호서비스는 다른 것과의 차별성을 기하기 어렵게 된다. 간호서비스의 차별화가 의료서비스의 차별화 전략이다.

간호서비스의 차별화를 위해서는 간호서비스에 간호부서만의 특별한 개성이 가미되어야 한다. 간호사들의 다양한 행위 속에서도, 그들만이 공유하는 가치와 믿음이 있으면, 이들이 행하는 간호서비스는 그들만의 또는 병원만의 독특한 것이 된다.

간호사들이 공유하는 가치와 믿음이 간호서비스 문화(nursing service culture)이다. 이것이 병원 전체로 확산되면 병원의 조직문화가 된다. 간호서비스 문화가 병원의 조직문화로 발전한다면 가장 바람직할 것이다.

간호서비스 문화는 간호사들이 다양한 행위 속에서도 공통된 그들만의 행위가 가미된다면, 그 간호서비스는 차별화된 것이 된다. 간호서비스 문화는 고객들이 잘 알지는 못하지만, 고객들의 눈에 보이면 보일수록 그것은 차별화된 간호서비스가 된다.

간호사의 서비스 지향성 초점

간호사에 대한 고객의 요구는 다양하다. 모든 고객이 그렇지는 않더라도, 대부분의 고객들은 간호서비스에 대하여 다양한 요구를 한다. 그러므로 간호서비스는 고객을 향한 서비스지향적이 되어야 한다.

서비스 지향적인 고객들은 간호사들과의 높은 수준의 상호작용을 요구한다. 이들 고객은 높은 수준의 간호서비스를 기대한다. 그리고 이들은 의료비에 간호서비스 비용이 포함되어 있다고 믿으며, 만족스러운 간호서비스를 받지 못하면 불만을 표시하게 된다.

간호사들이 서비스 지향성에 초점을 두기 위해, 간호사들은 자신들이 존재하는 이유와 사명에 대한 초점을 생각해 보아야 한다. 나 자신의 사명을 분명하게 정의하게 되면, 궁극적인 목표에 도달 할 수 있으며, 어려운 시기를 헤쳐 나갈 수 있으며, 성취감으로 보상을 받게 되고, 자신이 할 수 있는 최상의 결과를 위해 노력하게 될 것이다.

고객의 소비행동 파악

고객은 의료서비스의 구매(이용)에서 어떤 행동을 보이는가? 고객의 소비행동에 대한 정보를 많이 가질수록, 병원은 고객의 이해는 물론 간호서비스 전략을 더 잘 준비할 수 있다.

오늘날 기업들은 고객정보를 모으는 전산화된 시스템을 가지고 있으나, 병원은 그렇지가 못하다. 고객의 기본적인 정보조차 확보가 어렵다.

고객에 대한 정보를 수집하는 비교적 쉬운 방법은 그들의 소비행동을 평가하는 것이다. 만일 병원이 고객의 자료를 모으는 어떤 방법을 가지고 있다면 더욱 그렇다. 고객의 의료소비행동을 파악 할 때의 중요한 질문들은 다음과 같다.

- 의료서비스의 구매에서 어떤 위험이나 두려움을 느끼는가?
- 의료서비스의 구매에서 무엇을 가장 중시하는가?
- 우리 병원을 어떻게 찾아왔는가?
- 의료서비스의 구매에서 어떤 정보를 필요로 하는가?
- 고객들은 어떤 질문을 하는가?
- 우리병원을 이용한 경험이 얼마나 되는가?

시장세분화

간호서비스 전략을 개발할 때 고객의 유사점을 이해하면 매우 유용하다. 앞의 간호의 서비스지향성에서 고객을 유형별 즉, 서비스 지향적인 고객과 서비스 지향적이지 않은 고객으로 나누면 간호서비스 전략을 차별화 할 수 있어 유용하다.

이처럼 시장세분화(market segmentation)는 고객을 비슷한 특성(성별, 소득, 년령 등)을 가진 사람들 집단으로 나누는 것을 말한다. 예를 들어, 고객의 기대를 중심으로 세분화하기도 한다.

캐나다의 한 병원은 수술실이나 회복실로 가는 환자들을 모두 휠체어로 이동시키지 않고, 직접 걸어 갈 수 있는 환자에게는 걸어가도록 배려하고 있다. 또한 환자들은 식사를 병원이 아닌 일반 식당에서 할 수 있도록 배려하기도 한다.

고객의 기대가 무엇인지를 정확히 알 때, 좋은 간호서비스의 전략수립이 가능하다. 미국의 보험회사인 메사추세츠 Delta Dental은 최우수 고객서비스 프로그램을 보증하는 Dental Plan을 개발하여, 고객들로 하여금 이 보증서에 기대를 갖게 하였다.

이 회사는 치과보험의 가입 고객들을 조사한 결과, 기업고객들이 보험회사에 바라는 중요한 3 가지를 확인하였다. 매일 완벽하게 일을 처리해 줄 것, 고객서비스 계획을 마련하고 보증제도를 실행해 줄 것, 그리고 보증을 현금으로 지불해 줄 것 등. 보험회사는 이에 따라 고객들에게 그들의 요구에 맞는 사항들을 보증하기로 하고, 고객과의 약속을 7 가지로 설정하였다.

02 간호서비스 계획의 수립

간호서비스 계획은 병원의 마케팅 계획수립에서 중요한 부분이기 때문에, 간호서비스 계획은 병원의 마케팅계획에 반듯이 포함되어야 한다. 병원에서 간호서비스 계획을 수립할 때, 다음과 같은 지침을 이용하면 편리하다.

- 고객에 대한 약속은 적게 하고 제공은 크게 한다.
- 고객욕구는 철저히 조사한다.
- 시장을 세분하여, 각 세분시장의 고객욕구에 부합하는 간호서비스를 설계한다.

이상의 지침을 활용하여 간호서비스 계획을 수립하기 위한 단계는 다음과 같다.

1단계 : 고객정보의 수집
      (병원이 만족시켜야 할 대상과 그들이 필요로 하는 것의 파악)
2단계 : 간호서비스의 조사
      (의료소비자의 요구와 기대를 알아본다)
3단계 : 설문조사
      (병원이 고객의 제안에 관심이 있음을 보여준다)
4단계 : 고객의 생각을 간호사들에게 묻는다
      (간호서비스의 문제점에 대한 간호사의 의견청취)

5단계 : 간호서비스의 목표와 전략의 수립
　　　 (목표달성에 필요한 간호사 자원의 배치)

　먼저, 시장조사를 통하여 고객이 요구하는 간호서비스가 무엇이며, 그것의 제공을 위해서는 어떤 간호서비스가 요구되는지 그리고 간호의 목표는 어디에 둘 것인가를 생각하여야 한다.

　이에 대한 고객의 생각을 간호사들에게 들어봄으로서 간호서비스의 목표와 전략을 수립하게 된다. 간호서비스 계획서의 양식을 예로 들면 〈표-3〉과 같다.

표-3 》》 간호서비스 계획서

간호 목표				
전략	계획(전략)의 실행방안 또는 간호서비스의 차별화 방안을 기술			

간호서비스	요구되는 간호지식	요구되는 간호행위	비고

　우리의 병원(간호부서)도 이와 같은 단계에 따라 간호서비스의 계획을 수립하여 보자. 간호서비스의 계획 수립에서 중요한 것은 그것의 실행과 평가이다. 간호서비스의 실행을 위해 슬로건을 내걸기도 하는데, 이때 슬로건과 고객과의 접점에서 이루어지는 간호서비스에 큰 차이가 없도록 하여야 한다. 가능한 한 이것이 일치되도록 하는 것이 바람직하다.

03 간호서비스의 평가

간호서비스의 평가는 이용자인 고객의 관점에 달려있다. 간호서비스가 무엇인지를 고객만이 올바르게 판단 할 수 있다는 전제에 기초한다. 고객의 욕구는 저마다 달라 그들의 견해는 주관적이어서, 그들의 평가는 저마다 다르게 나나날 수 있다.

간호서비스의 평가는 고객에 따라 달라 질 수 있는 상대론적인 것이기 때문에, 그것에서 고객의 요구를 찾아서 만들어 낼 수 있는 노력이 필요하다. 이를 위해 자동차의 운전에서 자동차가 제대로 가고 있는지 확인하는 일련의 절차가 필요하듯이. 일정한 간호서비스의 수준을 유지하기 위해서는 간호서비스의 수행을 평가하는 메커니즘이 필요하다.

그것이 간호서비스의 평가이다. 간호서비스의 지원시스템들을 정기적으로 재평가하여 간호서비스 전략이 제대로 뒷받침되고 있는지 확인하는 노력이 필요하다.

◼️◼️ 미스테리 쇼핑

간호서비스와 고객만족을 평가하기는 매우 어렵다. 간호서비스를 평가하는 방법 중의 하나가 미스테리 쇼핑이다. 미스테리 쇼핑(mystery shopping)은 평가자가 환자로 가장하여 간호서비스를 평가하는 방법이다.

간호사는 자신의 간호서비스에 대해 누군가가 평가하고 있다고 느낄지도 모른다. 미스테리쇼핑은 병원의 경영진에게 그들이 직접 관찰하지 않으면 알 수 없는 간호서비스의 실제상황에 대한 평가정보를 제공한다.

하지만 이런 방식을 사용한다고 하여도, 간호사들이 고객을 하루하루 어떻게 대하는지 그리고 고객들이 병원의 간호서비스 수준을 어떻게 생각하는지 평가하기 어려운 것은 사실이다.

미스테리 쇼핑을 할 대상을 선택하여야 한다. 병원에서는 병동 하나를 선택하고 그곳을 조사하기 위한 표괄적인 설문지를 기획한다. 간호서비스의 문항을 최소 10개 이상으로 하고, 필요하다면 샘플질문을 한다. 샘플질문은 다음의 사항들이 될 수 있다.

- 조사대상 병동의 물리적 외양
- 간호사가 새로운 환자를 얼마나 빨리 맞이하는가?
- 질환의 문의에 대한 간호사의 응답능력
- 직업의식
- 간호사의 외모
- 병동의 온도
- 조명
- 물리적 배치
- 고객이 느끼는 안정감
- 간호사의 예절
- 간호사의 지식
- 향, 냄새
- 고객으로서의 경험에 대한 기록
- 우리 병원의 재이용 의도
- 기타

간호서비스 평가의 모형

현재의 간호서비스 상황에 대하여 다음과 같은 질문에 대한 답변을 들음으로서 해당병원의 간호서비스를 평가할 수 있다. 여기에 모델로 제시하는 평가서 〈표-4〉는 병원의 간호서비스에 대한 평가서이다.

표-4 》》 간호서비스 평가서

간호서비스 평가서

다음의 항목에 대한 평가를 하여주시고, 그것에 대한 고객님의 의견을 부탁드립니다.

1. 간호사의 서비스를 어떻게 생각하십니까?
   □ 우수하다　　□ 좋다　　□ 그저 그렇다　　□ 나쁘다

   (의견:　　　　　　　　　　　　　　　　　　　　　　　　　　　)

2. 간호사의 태도에서 열의(열정)을 느끼십니까?
   □ 매우 그렇다　□ 그렇다　　□ 그저 그렇다　　□ 아니다.
   (의견:　　　　　　　　　　　　　　　　　　　　　　　　　　　)

3. 간호사는 귀하를 예의바르게 대하셨습니까?
   □ 매우 그렇다　□ 그렇다　　□ 그저 그렇다　　□ 아니다
   (의견:　　　　　　　　　　　　　　　　　　　　　　　　　　　)

4. 귀하는 간호사와 친밀하다고 느끼십니까?
   □ 매우 그렇다　□ 그렇다　　□ 그저 그렇다　　□ 아니다
   (의견:　　　　　　　　　　　　　　　　　　　　　　　　　　　)

5. 간호서비스에 대한 가치를 어떻게 생각하십니까?
   □ 우수하다　　□ 좋다　　□ 그저 그렇다　　□ 나쁘다
   (의견:　　　　　　　　　　　　　　　　　　　　　　　　　　　)

6. 병동의 온도나 조명 등이 적정 하였습니까?
   □ 매우 그렇다　□ 그렇다　　□ 그저 그렇다　　□ 아니다
   (의견:　　　　　　　　　　　　　　　　　　　　　　　　　　　)

7. 귀하의 증세에 관한 문의에 간호사는 이해하기 쉽도록 설명을 해 주었습니까?
   □ 매우 그렇다　□ 그렇다　　□ 그저 그렇다　　□ 아니다
   (의견:　　　　　　　　　　　　　　　　　　　　　　　　　　　)

8. 간호서비스가 귀하의 기대를 충족시켰습니까?
   □ 그렇다　　　□ 아니다
   (의견:　　　　　　　　　　　　　　　　　　　　　　　　　　　)

9. 귀하는 입원하는 동안 안정감을 느끼셨습니까?
   □ 매우 그렇다　□ 그렇다　　□ 그저 그렇다　　□ 아니다
   (의견:　　　　　　　　　　　　　　　　　　　　　　　　　　　)

10. 간호사는 귀하의 생각을 알려고 노력을 하였습니까?

☐ 매우 그렇다　　☐ 그렇다　　　☐ 그저 그렇다　　　☐ 아니다

(의견:　　　　　　　　　　　　　　　　　　　　　　　　　　)

11. 귀하는 다시 병원을 찾으실 경우 우리 병원을 이용하시겠습니까?

☐ 그렇다　　　　☐ 아니다

(의견:　　　　　　　　　　　　　　　　　　　　　　　　　　)

12. 귀하가 입원한 동안 훌륭한 간호서비스를 제공한 간호사를 만나셨습니까?

☐ 그렇다　　　　☐ 아니다

(의견:　　　　　　　　　　　　　　　　　　　　　　　　　　)

13. 귀하가 우리병원을 찾으신 이유는 무엇입니까?

☐ 거리가 가까워서　　☐ 아는 사람이 있어서　　☐ 의료진의 우수　　☐ 간호사가 좋아서

(의견:　　　　　　　　　　　　　　　　　　　　　　　　　　)

14. 귀하는 우리병원을 몇 번 이용하셨습니까?

☐ 처음　　　　　☐ 2~3회　　　☐ 4회 이상

15. 귀하가 입원한 동안 불편사항이 있어 어떤 요구를 하였는데, 그것에 대한 간호사의 대응에 만족을 하십니까?

☐ 그렇다　　　　☐ 아니다

(의견:　　　　　　　　　　　　　　　　　　　　　　　　　　)

16. 귀하는 병원을 선택할 때 무엇에 관한 정보를 필요로 하십니까?

☐ 병원의 마케팅활동　　☐ 간호서비스　　☐ 의료진　　☐ 기타(　　　　)

17. 귀하는 우리병원의 어떤 점이 좋았습니까?

☐ 병원의 현대시설　　☐ 간호서비스　　☐ 병원의 분위기　　☐ 의료진 기술　　☐ 기타(　　　　)

18. 우리병원의 간호서비스에 어떤 점이 부족하다고 보십니까?

☐ 친절성　　　☐ 열의(열정)　　☐ 책임감　　　☐ 전문지식　　　☐ 문제해결 능력　　　☐ 기타(　　　　)

성　　함:

주　　소:

전　　화:

입원날자:

병실번호:

평가에 시간을 내어주셔서 진심으로 감사드립니다.

간호부장　홍 길 순

　이 평가서는 병원의 입원환자가 작성할 수도 있고, 메스테리 쇼퍼(mystery shoper)가 작성할 수도 있을 것이다. 미스테리 쇼퍼가 평가할 경우에는 평가서의 수정이 필요하다. 그리고 〈표-5〉는 간호사의 간호서비스 실행을 평가하는 평가서이다. 실행평가서는 미국 호텔업계의 것을 약간 변형한 것이다.

표-5 》》　간호서비스의 실행평가서

간호서비스의 실행평가서

피평가자		
이　　름	직　위	
평가기간	부터	까지

아래의 문항에 대한 간호사의 행위와 태도를 가장 설명해주는 항목의 번호에 체크를 하십시오.

고객에 대한 일반적 성향
1. 무신경/ 무관심
2. 정중하지만 말이 적다
3. 따뜻하고 우호적이다.
(의견:　　　　　　　　　　　　)

"감사합니다" 라고 말하며 미소를 짓는다.
1. 그렇지 않다.
2. 때때로
3. 항상
(의견:　　　　　　　　　　　　)

고객에 대한 인지
1. 고객을 알아보지 못한다.
2. 고객을 알아보지만 그에 대한 감정을 말로 표현하지 못한다.
3. 고객을 잘 알아보며 밝은 표정으로 말을 건낸다.
(의견:　　　　　　　　　　　　)

고객이름의 호칭

1. 이름을 모르거나 사용하지 않는다.

2. 이름은 부르지만 빈도가 적다.

3. 이름을 기억하며 정확히 사용한다.

(의견:)

고객에 대한 접근성

1. 수줍어하고 고객과 친해지지 못한다.

2. 도움을 주려고 하지만, 편안한 상태가 아니다.

3. 개방적이고 도움을 주며 아주 편안하다.

(의견:)

고객에 대한 난처한 상황

1. 실패를 경험하고 문제를 수습하려는 시도를 하지 않는다.

2. 관리자에게 문제를 알림으로서 문제를 수습하려고 한다.

3. 항상 자기 스스로 문제해결을 시도하고 성공적이다.

(의견:)

고객을 실제 대하는 태도

1. 지루함과 냉정함을 보인다.

2. 고객에게 쌀쌀하고 퉁명스럽게 대한다.

3. 고객에게 항상 우호적이고 따뜻하다.

(의견:)

간호행위의 정확성

1. 자주 늦는 편이다.

2. 대체로 시간을 맞춘다.

3. 항상 신속하다.

(의견:)

고객의 신뢰성

1. 항상 감독이 필요하다.

2. 약간의 감독이 필요하다.

3. 감독이 필요 없다.

(의견:)

상사와 동료에 대한 태도

1. 무관심과 무신경을 보인다.

2. 협력적이고 우호적이다.

3. 자발적이다.

(의견:)

지시사항

1. 지시사항을 따르지 않는다.

2. 지시가 반복될 때 따른다.

3. 지시사항을 잘 따른다.

(의견:)

업무습관

1. 나쁜 업무습관으로 요구한 것보다 적게 한다.

2. 요구한 만큼만 한다.

3. 요구한 이상을 한다.

(의견:)

팀워크

1. 팀의 노력에 기여하지 않는다.

2. 얼마간의 능력과 제안은 있다.

3. 재능이 있고 팀을 동기부여한다.

(의견:)

창의성

1. 아주 제한된 범위에서만 창의성을 보인다.

2. 동기를 유발시키는 데에는 감독자의 안내가 필요하다.

3. 진취적이고 감독이 필요 없다.

(의견:)

간호업무에 대한 지식

1. 제한된 지식을 가지고 있으나 관심이 없는 편이다.

2. 얼마간의 지식을 가지고 있으며 관심도 가지고 있다.

3. 지식이 풍부하다.

(의견:)

병원과 동일한 어원을 가진 호텔은 오래전에 자신들의 서비스 경험을 전달하기 위해 고객들에게 서비스 평가를 받고 있다. 우리의 병원들도 간호서비스를 평가받음으로서 고객들의 서비스 경험을 효과적으로 전달하여야 할 것이다.

〈 학습과제 3 〉

1. 간호서비스를 전략으로 사용해야 하는 이유는 무엇인가

2. 우리병원의 간호서비스를 차별화하기 위한 방법은 무엇인가?

3. 간호서비스의 평가가 필요한 이유는 무엇인가?

4. 미스테리 쇼핑을 통하여 얻을 수 있는 평가정보는 어떤 것인가?

PART 04

간호서비스의 문제해결

01

문제해결과 간호사의 역할

병원에서는 문제해결이 요구되는 많은 상황들이 발생한다. 대부분의 문제는 피하고 싶어도 피 할 수 없는 것이 현실이다. 병원 간호사들의 가장 중요한 역할 중의 하나가 고객의 문제해결을 돕는 것이다.

간호서비스에서 다양한 문제가 발생하며, 그것의 원인이 대개 고객의 기분에 있다. 병원의 종사자와 간호사들이 고객의 기분을 상하게 만들기 때문이다.

간호서비스에는 환자들을 짜증나게 만드는 많은 것들이 존재한다. 간호사들이 그들의 문제들을 해결해주지 못하기 때문에, 고객불만이 발생하는 것이다. 그래서 병원의 종사자들은 많은 문제해결을 두려워한다.

그것은 종사자나 간호사들이 효과적으로 효율적으로 문제를 해결하는데 필요한 기술을 습득하지 못했기 때문이며, 또한 문제해결에는 시간이 소요되는데 고객들은 짧은 시간 내에 대답을 요구하기 때문이다.

따라서 종사자들은 해결책을 제시하는 전문가가 되어야 한다. 특히 간호서비스의 중요성을 고려할 때 간호사는 어떤 결정을 내리고 문제를 해결하기 위해 창의성을 개발하고, 부서간의 갈등을 관리하고, 고객불평을 기회로 활용하고, 신속한 의사결정을 내릴수 있어야 한다.

창의성 개발

간호사는 문제해결을 창의적으로 해야 한다. 창의적으로 문제를 해결할 때, 적절하고 혁신적인 결과를 얻을 수 있다. 창의적인 문제해결은 간호사들의 아이디어가 자유롭게 현실적인 것으로 인정되는 환경에서 가능해진다.

간호사의 창의성을 개발하기 위해서는 그들이 새로운 아이디어나 해결책을 찾기 위한 노력을 하여야 한다. 고객은 간호사의 창의성에서 감동한다.

우리 모두는 창의력을 가지고 있다. 다만 그것을 발휘하는 사람이 극소수일 뿐이다. 우리 모두는 창의적이다. 창의적이 되기 위해서는 창조적이 되는 방법을 알고 훈련을 받아야 한다.

창의력은 창조적인 업무방식을 통하여 아이디어를 얻을 수 있다. 이렇게 해보고 저렇게 해보고 하는 모든 것이 창조적인 사고이다. 창조적인 사고를 통하여 창의성이 발휘된다.

멘토링

성공한 내가 다른 사람들에게 도움을 주는 방식의 멘토링 관계와 이를 통한 전통계승의 문화는 창의력 배양에 많은 도움을 준다. 멘토는 모든 질문에 해답을 주지는 않는다. 하지만, "…왜 이렇게" 해야 되는지를 반문하여 스스로 방법을 찾아내도록 만든다.

질문과 질문

질문과 질문, 끊임없는 질문은 창의력 배양에 효과적이다. 창의력은 때때로 창의력으로 인식되지 않는다. 하지만, 모르는 것을 질문하고 질문하는 사이에 창의력이 발휘되는 것이다.

이미지 언어의 사용

당신의 아이디어나 생각을 한눈에 전달할 수 있는 방법은 창의력 배양에 많은 도움을 준다. 디즈니는 전체 설계부터 음향이나 소품에 이르기까지 모든 면에서 관객들과 소통할 수 있는 방법을 찾는다. 이를 위해 관객들이 좋아하는 이미지의 색상이나 모양을 그들에게 제시하여 감정적 반응이 일어나도록 한다. 이미지를 창조 할 수 있는 도구를 찾아야 한다.

팀원

좋은 팀원의 선발은 팀워크를 낳고, 좋은 팀워크는 창의력을 배가시킨다. 결국 팀원의 구성(선발)이 창의력에 영향을 미친다. 가장 성공적인 팀은 비난이나 원망의 대상을 찾지 않고, 모든 승패를 팀원들이 함께 공유한다

갈등관리

간호서비스의 문제를 해결 할 때 간호사들은 그들끼리 또는 부서간의 어떤 갈등에 부딪히는 경우가 많다. 갈등이 발생할 때는 주의깊게 일을 진행시켜야 한다. 상대를 화나게 만들면 문제해결은 어렵게 된다. 갈등에 부딪히게 되면 다음의 사항들을 참고하길 바란다.

- 과거의 낡은 문제를 들추거나 비난하지 않는다.
- 다른 사람의 다른 시각에도 귀를 기울인다.
- 다른 사람의 말에 반응 할 때는 재치를 발휘한다.
- 긍정적 태도를 가지고 화는 생산적으로 사용한다.
- 갈등을 해결할 최선의 해결책을 찾는데 집중한다.

고객불평의 활용

고객의 문제제기는 그들의 정보를 수집할 수 있는 좋은 기회이다. 간호서비스의 문제해결은 고객의 비판을 받아들이는 자세에서 가능해진다. 고객의 불평은 병원이 어떤 행동을 취해 달라는 요구인 것이다. 이런 요구 속에는 어떤 문제를 해결할 수 있는 고객의 아이디어가 포함되어 있다.

신속한 의사결정

문제해결을 하는 과정에서 대두되는 문제의 하나는 결정을 내리는데 소요되는 시간이다. 고객이 어떤 문제를 가지고 전화를 하거나 해결을 요구할 경우, 대개는 수초 또는 수분 내에 대답을 하지 않으면 안 된다.

사실 극히 짧은 시간에 가능한 해결책을 찾기는 어렵다. 그러나 간호사는 고객의 설명을 듣고 질문을 하면서 해결책을 제시할 수 있어야 한다.

이러한 의사결정 과정에는 수많은 장애요소가 있는데, 이것들이 의사결정의 과정을 왜곡시키기도 한다. 간호서비스의 문제를 해결하기 위한 의사결정의 과정에 흔히 존재하는 장애요소는 다음과 같다.

변화에 대한 거부감

사람들은 어떤 일을 함에 있어 저마다의 방식이 있다. 이 방식이 새로운 기회를 잡거나 새로운 가능성을 고려할 수 있도록 하여, 변화에 대한 거부로 나타나게 된다.

습관

우리들이 가지고 있는 습관을 직원 스스로 인식하지 못하여, 그것이 문제 해결의 장애가 되는 것이다. 예를 들어, 간호사가 자신의 일을 수행하는데 어려움을 겪고 있는데, 근무 중에 습관처럼 하는 사적인 전화에 많은 시간을 보내고 있다는 사실을 모를 수도 있다.

불안정한 성향

개인적으로 불안정한 성향을 가지고 있는 간호사는 위험을 무릅쓰거나 어떤 입장을 고수하는데 필요한 행동을 하기 싫어하는 경향이 있다.

과거의 부정적 경험

과거에 일어났던 일이나 성과가 있었거나 없었던 일 등의 경험이 문제해결이나 의사결정을 위한 새로운 방법의 도입을 싫어하게 만들 수도 있다.

성공이나 실패에 대한 두려움

우리들은 어떤 상황에서는 저마다 두려움을 가진다. 그 두려움이 어떤 문제이건, 성공이나 실패에 대한 두려움은 어떤 문제에 직면하는 것 자체를 두려워하게 만든다.

성급한 결론

문제를 반드시 해결하고 어떤 결정을 내려야 할 경우, 간호사들은 성급한 결론에 도달하기 쉽다. 이 성급한 결론은 흔히 부정적인 경향으로 흐르기 쉽다.

■■ 사후추적

문제를 해결하고 의사결정을 내린 후에는 사후추적(follow-up)이 있어야 한다. 사후추적이란 어떤 상황이 처음에 계획한 대로 잘되고 있는지 아닌지를 체크하는 것이다. 다시 말하면, 문제해결자 또는 의사결정자가 고객과 함께 원래의 의도대로 모든 행동이 잘되고 있는지 점검을 해보는 것이 사후추적이다.

만일 해결방안이 수행되지 않거나 예상하지 못한 어려움이 발생한다면, 그 문제의 해결방안은 효과가 없는 것이다. 고객은 병원과의 상호작용 속에서 최종결과만을 기억하지, 처음이나 중간의 과정은 기억하지 않는다.

문제해결의 과정에서 간호사가 친절하고 신속한 반응을 보였더라도, 그 해결책이 실제로 수행되지 않고 있다면 간호사의 만족스런 행동은 아무 소용이 없는 것이다.

문제해결에서 그 문제를 담당하였던 간호사 이외의 다른 간호사가 개입한 경우에는, 특히 사후추적이 있어야 한다. 문제해결의 과정에 특별히 새로운 것이 없더라도 고객과의 관계유지를 위해서는 사후추적이 필요하다.

02 간호서비스의 문제와 해결

간호서비스에서 많은 문제가 발생한다. 하지만 그 분제의 원인은 고객의 기분에 있다. 간호사가 고객의 기분을 상하게 만들거나 짜증나게 만들기 때문이다. 고객의 불만이 발생하는 것이다.

고객의 기분이 상하게 되는 이유는 병원이 고객의 소리에 귀를 기울인다고 생각하지 않기 때문이다. 미국의 한 설문조사에 의하면, 조사대상자의 5%만이 기업들은 소비자의 목소리에 귀를 기울인다고 생각한다는 것이다.

병원은 고객의 소리에 귀를 기울인다고 하지만, 고객들은 정작 그렇게 여기기 않는다는 사실이다. 이것이 고객의 문제일까 아니면 병원의 문제일까? 아마도 쌍방 모두의 문제일 것이다.

이러한 간호서비스의 문제들을 해결하기 위해서는 환자불만을 처리하는 시스템을 갖추어야 하는 동시에, 환자불만 처리요령을 매뉴얼로 만들고, 환자의 불만에 적극적으로 대처해야 할 것이다.

최근에는 고객의 불만표시를 전화로 하는 경향이 있다. 고객의 불만표시는 전화로 하는 것보다 편지로 하면 5~10배의 시간이 소요된다는 조사가 있다. 그래서 기업들은 편지가 아닌 전화를 고객의 불만을 표시하도록 하고 있으며, 고객불만 처리와 관련된 전화요령을 만들고 있다.

그리고 미국의 호텔업계는 경영진의 이름으로 고객의 불만에 대해 사과의 편지를 쓴다. 경영진이 직접 나서서 서비스 질에 관련된 문제를 해결한다. 호텔은 불만고객에게 즉각 환불해주거나 특별한 선물을 증정한다. 이는 기업이 고객에 대해 특별한 관심을 기울이고 있음을 보여주는 것이다.

고객불만 처리의 전화요령

이는 고객이 문의나 불만신고를 할 때, 그 일을 신속하고 공손하게 처리하는 것이 중요하다. 다음의 간단한 조치들을 사용하여, 전화를 통한 의사교환이 더 순조롭게 진행되도록 하고 고객을 만족시키는 기회를 높인다.

1. 전화를 건 사람의 말을 주의 깊게 듣는다. 고객의 말을 중단시키지 말고, 전화를 건 사람의 첫 번째 목적은, 누군가가 자기 말을 들어주는 것이다. 이를 통해 당신은 또한 문제점 이 무엇인지 파악하는 기회를 얻는다.

2. 전화를 건 사람이 말투나 접근방식에 상관없이 정확하고 부드럽게 공손하게 응대한다. 상대방을 존중한다.

3. 적절한 때에 관심이나 유감, 도움을 주려는 자세를 보인다. 분명하고 진실되게 말한다. 상대편 통화자의 이름을 부른다.

4. 필요한 세부사항을 얻기 위해 질문을 던진다. 문제를 해결하기 위해, 앞으로 필요한 조치를 결정하는 것이 중요하다. 통화자에게 그가 요구하는 것을, 그리고 당신이 제대로 이해하지 못한 것을 물어본다.

5. 통화자가 사용한 언어를 그대로 써서 질문이나 문제를 다시 확인한다. 이렇게 함으로서 당신은 그 대화를 통제할 수 있게 된다. 당신이 질문이나 문제를 정확하게 해석하였는지 상대방에게 확인한다.

6. 해결책을 제시한다. 통화자에게 당신이 취하고자 하는 조치에 대해 이야기한다. 그 통화자가 당신이 왜 그런 결정을 내렸는지 납득했는지 확인한다.

7. 당신의 이름과 전화번호를 그 통화자에게 알려준다.

8. 친절하고 우호적인 말로 마무리한다. 혹시 통화자가 누군가 다른 사람과 이야기하고 싶다고 할 때는, 고객 관련 부서를 알려준다.

문제해결의 과정

간호서비스의 문제를 해결하기 위한 접근방법은 수없이 많을 것이다. 중요한 것은 문제의 원인을 찾아서 대안을 평가하고, 선택된 최종안을 실행하고 평가하는 것이다. 여기서는 문제해결의 과정을 5 단계로 설명한다.

1 단계: 문제의 인식

무엇이 문제인지를 정확히 인식한다. 단순히 눈에 보이는 사소한 문제를 보는 것이 아니라 눈에 보이지 않는 이면의 문제는 없는지 정확히 살펴본다.

2 단계: 문제의 원인분석

문제의 원인이 어디에 있으며 무엇이 문제인지를 분석한다. 문제의 원인분석을 잘못하면 잘못된 해결책이 제시될 수 있다.

3 단계: 문제의 해결대안 제시

문제의 해결에 무엇이 필요한지를 분석하여 가능한 해결대안을 제시한다. 가령 자주 발생하며 고객의 문제일 경우에는 규정이나 매뉴얼을 마련하여, 유사한 문제에 일관성 있게 대처하도록 한다.

4 단계: 해결대안의 선정

문제의 여러 해결대안 가운데 최선의 해결책을 선택한다. 이때 선정된 대안이 가져올 긍정적 부정적 결과를 고객과 병원의 입장에서 나열해본다.

5 단계: 해결대안의 실행과 평가

선정된 해결대안을 실행하고 평가를 한다. 그것을 실행하여 고객과 병원에게 각각 어떤 결과를 가져오는지 평가하도록 한다. 관리자는 최종안이 제대로 실행되고 있는지 확인하여야 하고, 그 확인의 과정이 평가로 이어진다.

문제해결의 기술

갈등해결의 행동

　고객의 문제를 해결하는 과정에서 간호사는 어떤 갈등에 부딪히게 된다. 문제해결에서 어떤 행동이 최종적으로 선택되어도, 간호사와 고객 모두가 그것에 동의하는 것은 아니다. 갈등은 응집력이 강한 팀에서 발생할 수도 있고, 로열티가 높은 고객과의 관계에서 발생할 수도 있다.

　만일 갈등이 발생한다면, 말은 주의 깊게 진행되어야 한다. 당사자 간의 갈등에서 중요한 사실은 문제해결의 목표는 갈등을 해결하는 것이지, 상대방과의 논쟁에서 이기는 것이 아니라는 점이다. 갈등에 부딪힐 때 간호사는 다음의 행동을 할 수 있어야 한다.

- 고객의 시각(말)에 귀를 기울인다.
- 과거의 오래된 문제를 들추지 않는다.
- 고객에 대한 반응은 재치있게 한다.
- 화를 생산적으로 사용한다(긍정적 태도의 보유).
- 최선의 해결책을 찾는데 집중한다.

협상기술

오늘날 협상은 매우 중요하다. 노사 간의 협상, 개인과 개인의 협상, 국가와 국가의 협상 등 수많은 협상이 도처에서 진행되고 있다. 이 협상은 간호사에게도 중요하다. 협상을 통하여 고객의 문제를 합리적으로 해결할 수도 있으며, 병원의 의견을 고객에게 관철시킬 수도 있다.

우리 인간은 경험을 통하여 무엇인가를 배우듯이, 협상은 과학적인 데이터를 바탕으로 한 협상이론을 통하여 배워야 한다. 협상의 심리기술을 모르면, 간호사가 아무리 심혈을 기울여 이야기를 하여도, 고객으로 하여금 내 의견을 받아들이게 할 수 없다.

신뢰성을 보인다

신뢰성이 높은 사람일수록 타인에게 영향력이 크다고 한다. 고객을 설득하기 위해서는 신뢰감을 심어주어야 한다. 고객은 간호사의 태도에 주목하는 만큼, 자신감 있는 태도를 보이는 것이 중요하다. 만일 자신감이 없으면 태도만이라도 자신감이 있는 것처럼 행동하여야 한다.

만만하게 보이지 않도록 한다

자신감은 누구나 가질 수 있는 것은 아니다. 특히 경력이 짧은 간호사는 자신감을 가지는 것이 어렵다. 경험이 없으면 기술이라도 익혀야 한다. 협상에서 심리적으로 압도당하면 좋은 결과를 얻을 수 없다.

상대방의 감정과 일치 시킨다

인간의 감정은 시시각각으로 변하므로, 이를 이용하면 협상을 유리하게 이끌 수 있다. 고객의 감정과 일치하는 설득을 하면 성공할 확률이 커진다. 이것을 심리학에서는 "감정일치의 효과"라 한다. 고객의 입장에서 상대가 잘 받아들일 수 있는 때를 노려서 설득을 한다는 것이다.

호감을 보인다

남을 못살게 굴거나 악하게 행동하면, 그 화가 나에게 되돌아온다. 간호사가 고객을 좋게 보면 고객도 간호사를 좋게 보고, 간호사가 고객을 나쁘게 보면 고객도 간호사를 나쁘게 보는 것이다. 심리학에서는 이를 "거울 이미지의 효과"라 한다. 고객 중에는 때로는 고약한 고객이 있다. 그런 고객을 대하더라도 미워하는 생각을 가져서는 안 된다. 그 사람의 미운 이미지가 떠오르면, 그것이 행동에

베어 나오기 때문이다.

즐겁게 해 준다

유머가 있으면 설득의 효과가 높아진다. 유머는 사람들 사이의 긴장을 없애주고 친밀감을 조성해 주는 작용을 한다. 설득을 잘 하는 사람은 대개 상대를 즐겁게 해주는 유머감각을 가지고 있다는 것이다. 남을 즐겁게 해준다는 것은 상대의 마음을 움직이게 하는 것이다.

최적 거리를 유지 한다

인간에게는 상대를 기분 좋게 해주는 최적 거리가 있다. 그것보다 가까이 다가가도 반대로 더 멀게 떨어져도 상대의 기분을 해치게 된다. 심리학에서는 이 거리를 60㎝라고 한다. 고객과 나누는 테이블의 폭이 얼마인지 살펴보자. 이 거리에 있을 때 간호사는 고객에게 우호적이고 외향적이고 적극적인 인상을 심어줄 수 있다.

향기를 이용 한다

설득에는 이성적인 설득과 감각적인 설득의 2 가지가 있다. 전자는 말이나 논리에 바탕을 둔 것이고, 후자는 논리나 냄새, 촉감 등에 바탕을 둔 것이다. 어느 것이 더 효과적인지는 상황에 따라 다르지만, 감각적인 설득이 때로는 이성적 설득보다 더 효과적이다.

■■ 사과하기

간호사가 고객의 문제를 해결하는 과정에서, 병원이나 동료 또는 자신이 저지른 잘못을 알게 될 수 있다. 이럴 때, 고객과의 대화가 지속되기 위해서는 사과(apology)가 있어야 한다. 고객에게 사과를 하는 것은 부자연스런 것이 아니다. 물론 간호사는 정당한 이유 없이는 사과해서는 안 되지만, 그럴 만한 이유가 있으면 진심으로 사과할 수 있어야 한다. 고객에게 사과할 때는 다음 사항을 명심하여야 한다.

- 고객의 기분은 인정한다
  (고객의 기분과 감정을 알고 있음을 알리고, 병원이 고객에게 신경을 쓰고 있다는 사실을 표현한다)

- 병원이 문제에 대한 책임을 공유함을 표현한다

  (병원이 해당문제에 전혀 잘못이 없더라도, 병원이 문제의 진단과 해결에 참여함을 말한다)

- 진지하게 대한다

  (고객에 대한 배려와 관심을 보여준다)

- 문제를 해결할 기회를 달라고 요청한다

  (고객과 거래를 계속하고 싶다는 뜻을 밝히면서, 어떻게 해결해 드리면 좋은지 묻는다)

- 고객과 지속적으로 거래할 기회를 요청한다

  (계속해서 고객으로 모실 수 있는지 물어본다).

05

도전적 고객의 문제해결

병원에는 여러 유형의 환자들이 있다. 이들의 불만은 다양한 형태로 나타난다. 화를 내는 환자가 있는가하면 짜증을 내는 환자도 있고 분석적인 환자도 있다. 이러한 고객들을 "도전적인 고객"이라 한다.

도전적인 고객은 문제와 두려움을 가지고 있는 고객으로, 병원은 이들의 문제를 해결해주지 않으면 안 된다. 이들이 병원(간호사)을 괴롭힌다고 하여 피 할 수는 없다. 병원은 이들을 고객으로 생각하여, 훌륭한 간호서비스와 만족감을 제공해주어야 한다. 도전적인 고객의 특성은 다음과 같다.

- 언어적 · 문화적 장벽을 가진 고객
- 노인고객
- 참을성 없는 고객
- 화난 고객
- 분석적인 고객
- 확실한 결정을 못하는 고객
- 거만한 고객
- 미성숙한 고객
- 수다스런 고객
- 특별한 요구를 가진 고객

도전적인 고객을 만들지 않는 방법

어떤 고객들은 간호사가 그들을 위해, 무엇을 하건 하지 않건 간에 무조건 도전적이 된다. 여러 고객과 함께 일하는 간호사들은 자신이 고객과 상호작용하는 좋은 일을 한다고 믿지만, 때로는 간호사 스스로 많은 고객문제를 만들고 있는 것도 사실이다. 간호사들 스스로 도전적 고객을 만들지 않는 방법은 다음과 같다.

- 고객의 시간을 존중한다.
- 자신의 나쁜 기분을 고객 또는 다른 사람에게 전달하지 않는다.
- 단골고객을 미소로 맞이하고 그들의 이름은 기억한다.
- 파괴적인 언어를 사용하지 않는다.

도전적 고객의 문제해결

간호사는 병원의 고객을 장기적 자산으로 생각해야 한다. 간호사는 신규고객을 창출하는 것보다 기존고객을 유지하는 것이 훨씬 쉬움을 알고, 도전적인 고객의 문제를 해결해주어야 한다.

도전적인 고객들은 간호서비스의 현실로서, 그들을 적절하게 대함으로서 고객과 간호사 모두의 스트레스를 줄일 수도 있으며, 병원의 가장 효율적이고 효과적인 자산이 될 수도 있다. 도전적인 고객을 다루는 방법은 다음과 같다.

- 경청 한다.
  (고객에게 그들의 관심을 표현하게 하거나 이야기를 함께 나눈다)
- 질문 한다.
  (문제를 명료하게 하고 관련 변수들을 파악한다)
- 감정이입을 한다.
  (고객이 무엇을 경험했는지 이해하고 그 사항을 해결하는데 도움 줄 행동을 취한다)
- 문제를 해결 한다.
  (상황에 가장 적합한 해결책을 찾는다. 고객과 병원 모두에게 긍정적 결과를 창출하기 위해 창의

성을 가지면서 병원규정을 따른다)

- 해결 후에 한 번 더 확인 한다.
  (무엇이 경정되었으며 상황이 어떻게 해결되고 있는지 다시 진술해본다)
- 긍정적인 언급으로 마무리 한다.
  (고객의 이해에 감사를 표하면서, 고객문제의 전문가적 해결을 기억할 수 있도록 열정적인 방법
  으로 작별인사를 한다)

06 화가 난 고객의 문제해결

병원과 간호사가 제공하는 간호서비스에 불만을 느끼는 환자(고객)들은 분개하거나 화난 행동을 보인다. 이러한 화가 난 고객들을 접촉할 때는 친절과 요령으로 대해야 한다. 화가 난 고객을 침착하고 재치 있게 다루는 방법은 매우 중요하다. 고객이 어떤 불만을 가지고 있을 때는 다음의 요령으로 문제를 해결하면 효과적이다.

적극적으로 경청 한다

이 방법은 간호사가 고객의 말을 듣고 있음을 알리는 표시이다. 이때 고객에게 "알겠습니다 또는 문제가 무엇인지 알겠습니다" 등의 반응을 보이거나, 필요한 경우에는 고객에게 사과하거나 설명하여야 한다.

공감 한다

고객과 대화를 하는 가운데 틈틈이 진심으로 성실하고 친절한 말을 하여야 한다. "고객님께서 염려하는 점이 이해가 됩니다 또는 고객님께서 화내실 만도 합니다" 등의 말을 공손히 하여야 한다. 간호사가 고객의 문제를 이해하고 공감하고 있음을 보여줄 때, 고객은 간호사와 이성적으로 대화를 할 수 있게 된다.

논리적 사고를 요하는 질문을 한다

화가 난 고객이 진정될 때까지 계속 질문을 하고 반응에 귀를 기울인다. 화가 난 고객은 심리적으로 흥분된 상태에 있기 때문에, 흥분한 고객을 진정시키는 노력이 필요하다. 이를 위해 논리적 사고를 요하는 질문을 던져서 고객이 흥분된 상태에서 벗어나도록 하여야 한다.

감정적으로 대하지 않는다

고객이 화가 나서 어떤 말을 하여도 그들에게 감정적으로 대하면 안 된다. 고객이 화를 내는 것은 간호사가 아닌 병원 종사자의 서비스에 불만이 있기 때문이다. 고객불만의 대상이 간호사가 아니라는 점을 명심하여야 한다.

문제점을 신속하게 확인 한다

간호사는 고객의 말에서 문제점을 가능한 한 빨리 확인하여야 한다. 간호사가 고객의 말을 정확히 이해하고 있는지 확인하여야 한다. 만일 고객이 원하는 해결책을 명확하게 말하지 않으면, 고객이 원하는 것이 무엇인지 물어보아야 한다. 그러면 고객은 간호사가 자신의 문제해결에 충분한 관심을 보이고 있음을 알게 될 것이다.

만일 병원이나 간호사가 잘못했으면 그 즉시 사과를 한다

병원이나 간호사(종사자)의 잘못에 대해 고객이 질책을 하면 그것을 즉시 받아들이면서 사과의 말을 한다. "오래 기다리게 해서 죄송합니다. 저는 이 직책을 맡은 지 얼마 되지 않았습니다 또는 참을성 있게 기다려주셔서 감사합니다" 등의 말을 한다. 필요하다면 고객의 문제를 궁극적으로 해결할 수 있는 직원과 연결시켜주어, 문제가 확실히 처리될 때까지 고객과 함께 하면 더욱 좋다.

성실하고 긍정적인 말을 한다

고객님 저희와 3년이나 거래해 주셔서 감사합니다. 앞으로 더욱 고객님을 잘 모시겠습니다 등의 말을 하면, 고객은 자신이 병원의 소중한 사람으로 느끼게 된다.

문제를 해결한다

고객의 문제해결을 위해 간호사는 최선을 다해야 한다. 필요하다면 상사에게 도움을 요청하여야 한다. 그리고 간호사가 고객에게 무엇을 할 것인지 알려주어야 한다. 간호사가 고객을 위해 하려는 일이 무엇인지 고객에게 알려줄 때 고객의 흥분은 가라앉게 된다.

화가 난 고객을 진정시키기 위해서는 고객의 불만표시가 무리가 아님을 인정하여야 한다. 대부분의 화가 난 고객들은 타당성이 있고 합리적으로 불만을 표시하고 있음을 인정하는 것이 중요하다. 고객이 불만사항을 이야기 할 때, 간호사가 그것을 무시하거나 외면하지 않는다면 화낼 고객은 거의 없을 것이다.

고객이 자신의 불만사항을 표시하면, 간호사는 그것을 듣고 해결하려는 적극적인 자세를 보여주어야 한다. 고객을 사무실로 데려가서 문제점을 말해달라고 요청하거나 자신이 고객의 문제를 해결하도록 노력하겠다는 의사표명을 해줄 필요가 있다.

간호사는 불만고객과 결코 논쟁을 하여서는 안 된다. 고객을 화나게 만드는 주요 요인은 불만을 받아들이지 않는 것과 그것을 해결하려고 하지 않는 것이다. 고객들은 자신의 문제가 관심을 받지 못하거나 친절한 대우를 받지 못했을 때, 가장 화가 나게 되는 것이다. 화가 난 고객을 다루는 추가적인 방법을 소개하면 다음과 같다.

- 고객이 터무니없이 지나친 말을 하여 괴롭힐 때는 대꾸하지 않는다.
- 화가 난 고객의 잘못을 증명하려고 애쓰기보다는 문제해결을 위한 충분한 정보의 수집에 몰두한다.
- 일반적인 불만사안의 근간이 되는 구체적인 불만사안에 초점을 맞춘다.
- 다른 종사자나 부서를 비난하지 않는다.
- 고객이 문제의 원인임을 암시하는 용어를 사용하지 않는다.

■■ 사용해서는 안 될 용어

성냄은 간호서비스에서 흔히 나타나는 감정이다. 간호사와 고객 모두 종종 성냄을 경험한다. 간호사들 사이의 성냄은 적절하게 관리하지 않으면, 미래의 간호고객서비스를 어렵게 만들 수 있다.

그리고 고객들은 화가 나면, 간호사에게 자신의 감정을 표현하고 그 다음에 문제를 풀려고 하는 경향이 있다. 이들은 열을 발산하는 욕구가 너무 강하여, 간호사에게 화풀이를 하려고 한다.

이때, 자신의 화난 감정을 표현하는 고객의 분노에 반응을 보이면서 그들을 진정시켜야 한다. 간호사는 침착함을 유지하여야 한다. 화가 난 고객의 말을 중도에 가로막아 문제를 악화시키지 않아야 한다. 이런 상황에서는 다음과 같은 용어나 낱말을 사용하지 않아야 한다.

- 이해하지 못하시는 것 같은데요 ----

- 혼란에 빠져군요 ----
- 다음과 같이 해야 합니다 ----
- 우리는 그럴 수는 없어요 ----
- 우리 병원의 방침은 그렇지 않습니다 ----

■■ 하여야 할 행동과 부정적 감정의 개입방지 방법

환가 난 사람들은 그들이 접촉하는 모든 사람에게 화를 감추려고 하지 않는다. 이때는 고객에게 그들의 상황을 설명하도록 해주어야 한다. 고객이 자신의 상황과 감정을 모두 드러낸 후 기분이 나아졌다고 느낄때, 간호사들이 반응을 보여야 한다. 고객들이 자신의 상황과 감정을 말할 때, 간호사는 다음과 같은 행동을 하여야 한다.

- 고개를 자주 끄덕인다.
- 가끔씩 네, 그렇군요 라고 맞장구친다.
- 시선을 계속 마주친다.

그리고 화가 난 고객은 간호사들에게 욕을 하거나 모욕적인 발언을 할 수 있다. 이때 간호사가 고객으로 하여금 욕을 못하게 하기 위하여 사용하는 언어에 조심을 하여야 한다. 욕을 하는 고객에 대한 반응의 요령은 다음과 같다.

"고객님께 화가 나셨다는 것을 잘 알겠습니다. 그러나 제가 이런 식의 말을 듣는 것에 익숙하지 않으니 사실에 관해서만 말씀해주십시오"

07

학습조직화

　문제해결의 보다 적극적인 방법은 간호사 스스로 학습을 통하여 해결책을 찾는 것이다. 간호서비스의 문제는 다른 사람이 아닌 간호사들이 책임감을 가지고 해결책을 찾아야 한다. 이것을 가능하게 해주는 방법이 학습조직화이다.

　이를 위해 간호서비스의 문제는 간호사들이 문제해결의 과정에 직접 참여함으로서 창의적으로 문제를 해결할 수 있게 된다. 간호사들이 팀(학습조)을 조직하여 학습과제를 해결함으로서, 문제를 창의적으로 해결할 수 있다. 이것이 학습조직화이다.

　학습조직(CoP)는 과제해결에 관심을 가진 소수의 학습자들이 학습을 위하여 자발적으로 결성한 학습집단 이다. 오늘날 학습조직은 환경변화에 대한 조직의 적응전략으로 생존과 성장의 원동력이 되고 있다.

　병원에서의 학습조직은 다음의 단계에 따라 실행하면 효과적이다. 이에 대한 상세한 내용은 "학습하는 조직이 살아남는다(이담북스, 2012)"를 참고하기 바란다.

1 단계: 과제의 수집(개발)과 분배

　학습조직의 전담부서(HR부서)에서 병원이 해결해야 할 과제를 수입하고 개발한다. 과제를 적당한 크기로 나눈다. 수집되고 개발된 과제는 시급성을 기준으로 우선순위를 정하여 학습조직에 분배한다.

2 단계: 학습조의 모집

　조직에서 주어진 학습과제를 수행할 조원을 보집한다. 초기에는 과제를 중심으로 사람을 모집하는 것이 바람직하다. 과제에 관심이 있고 그것의 달성에 열정적인 간호사들을 조원으로 구성한다. 특히 중요한 과제에 대해서는 2개의 팀을 구성하여 서로 다른 방법으로 해결하도록 하는 것도 효과적이다.

3 단계: 학습기간의 명시

학습기간은 과제의 달성기간으로, 조원들은 그 기간 내에 과제를 해결하여야 한다. 일반적으로 학습기간은 3개월이 적당하며, 필요시에는 1개월 내에 조정할 수 있다.

4 단계: 학습계획서의 제출

학습조원에게 과제가 부여되면, 그것을 주어진 기간 내에 수행하기위한 계획서를 제출하여야 한다. 계획서에는 조원들의 임무와 과제를 수행할 방법 및 일정 등이 포함된다. 학습조장은 조원들과 동일하게 자신의 임부를 부여받으며, 과제를 달성할 수 있도록 조원들을 고무하고 격려를 한다.

5 단계: 학습결과의 발표

학습조는 학습계획에 따라 과제를 수행하고, 그 결과물을 발표하여야 한다. 각각의 조원은 물론 과제와 관련 있는 종사자들과 경영진이 참석하여 결과물의 성과(기여도 또는 효과)를 평가하며, 시상과 포상도 한다.

이러한 학습조직의 성공에는 조원들이 적극적인 참여는 물론 과제수행의 방법에 대한 병원 당국과 간호부서의 지지와 지원이 필요하다. 무엇보다도 과제를 수행하는 간호사들에 대한 믿음과 관심이 우선되어야 한다.

간호서비스의 문제해결을 위해 간호사와 관련부서원들이 한 조원이 되어 공동으로 과제를 해결함으로서 병원은한걸음 성장할 수 있으며, 병원 전체로 학습조직을 확대 할 수도 있다. 이렇게 되면 병원은 어려운 환경에서도 생존 할 수 있게 될 것이다.

08

간호사의 개발

고객의 여러 문제를 해결 할 수 있는 훌륭한 간호서비스를 제공할 수 있는 간호사의 개발(성장)이 중요하다. 병원이 필요로 하는 간호사들이 완전히 개발된 상태로 병원에 들어오는 경우는 거의 없다.

앞으로의 인재 확보戰에서 승리하기위해서도 병원은 간호사들을 개발하여야 한다, 간호사 모두를 슈퍼스타로 발전시킬 수는 없을지라도 실제적인 도전기회와 약간의 격려, 성공에 필요한 지원을 해줌으로서 그들이 달성 할 수 있는 한계를 넓힐 수 있다.

■ 간호사의 성장과 현황

병원의 경영진은 간호사가 어떻게 성장하는지 모른다. 그들은 교육훈련이 능력개발의 핵심이라는 생각을 하지만, 이것마저도 제대로 이루어지지 못하고 있다. 맥킨지의 조사에 의하면, 자기발전의 원천은 교육훈련이 아닌 직무경험이며, 그 다음이 코칭과 피드백 그리고 멘터링이다.

이 결과는 병원들은 직무경험을 이용하여간호사들의 잠재력을 개발하여야 하며, 그들에게 지속적인 코칭과 피드백을 제공하며, 병원 내부에 멘터링을 정착시킬수 있어야 함을 말해준다.

그럼에도 불구하고, 대부분의 병원들은 인재개발에 대한 노력이 부족하다. 병원이 간호사들에게 솔직한 피드백을 제공하지 못하고 있으며, 코칭도 이루어지지 못하고 있으며, 그들을 고성과자로 조기승진을 시키지도 못하고 있다.

이처럼, 병원들이 인재개발을 제대로 하지 못하는 이유는 무엇일까? 그것은 아마도 인재개발과 조직성장의 관련성을 깨닫지 못하거나 또는 인재개발을 통하여 혜택을 받아본 경험이 없기 때문일 것이다. 그 결과 병원들은 인재개발의 준비는 물론 그것에 대한 기대를 갖지 않고 있으며, 그 가치를 부여하지도 않고 있다.

좋은 지도자나 리더가 되기 위해서는 간호사들의 재능과 잠재력을 잘 알고 있어야 하며, 그것에 대한 논의가 있어야 한다. 하지만 아직도 많은 병원들이 인재개발에 신경을 쓰지 못하고 있는 실정이다.

참고적으로, 맥킨지의 조사에 의하면, 인재개발을 하지 못하는 기업은 인재개발을 잘하는 기업보다 관리자의 이직률이 5배나 높으며, 그들이 조직을 떠나는 이유는 개발과 배움 기회의 부족(57%), 경력개발 기회의 불충분(69%)으로 나타났다

■ 코칭과 피드백

도전적인 일과 더불어 간호사들에게 그들의 장점과 취약점에 대한 패드백과 코칭이 주어져야 한다. 그들이 무엇을 잘 하고 있으며, 무슨 일에 뛰어나며, 성과 향상을 위해 무엇이 필요한지를 말해주어야 한다.

그들에게 이런 사항들을 말해주지 않는 것은 그들이 자신의 개발과 경력을 관리할 기회를 빼앗는 것이다. 뛰어난 간호사들이 병원을 떠나는 이유 중의 하나는 피드백의 결핍이다. 간호사들의 자아인식은 그들의 지속적인 성장에 필수적이다.

간호사들은 피드백을 통하여 그들의 뛰어난 점과 부족한 점을 배운다. 코칭은 이런 변화가 일어나도록 지도·지시·지원을 제공하는 것이다. 코칭에는 간호부장 자신의 개인적 경험에 관한 이야기도 포함된다. 간호부장은 자신의 이야기를 통해 간호사를 지도하고 그들에게 상사의 인간적 면모도 보여줄 수 있다. 피드백은 코칭과 함께 이루어져야 한다. 코칭이 주어지지 않는 피드백은 아무 소용이 없다.

코칭과 피드백에 뛰어난 리더(간호부장)는 간호사들과 자주 대화를 나무며, 1년에 한두 번은 문서로 피드백을 해준다. 여기에는 진심 어린 인정이 포함되어야 하고, 성장과 발전을 위한 방법이 제시되어야 한다. 피드백은 다음과 같은 것이어야 한다.

- 피드백은 명확하지만 좌절감을 주지 않아야 한다.
- 피드백은 객관적이지만 차갑지 않아야 한다.
- 피드백은 교훈적이지만 틀에 박혀있지 않아야 한다

▞ 멘터링

Mentor라는 말은 호머의 오디세이에서 기원한다. 오디세이가 전설적 항해를 떠나기 앞서 그의 외 아들을 친구인 멘터에게 돌봐달라고 부탁한다. 20년 뒤 돌아와 보니 아들은 훌륭하게 장성해 있었다. 멘터는 친구의 아들을 훌륭한 성인으로 만들어 놓았던 것이다.

그러면 멘터의 의무는 무엇인가? 무엇보다도 멘터의 의무는 자신감을 길러주는 것이다. 칭찬만 하는 것이 아니라 그가 힘들고 위대한 일을 해낼 능력이 있음을 믿어주고 격려해줄 수 있어야 한다. 그리고 때로는 그에게 가슴아픈 피드백을 주기도 하지만, 그것은 깊은 애정과 함께 전달되어야 한다.

조사결과에 의하면, 멘터링을 경험한 응답자들은 자신이 최선을 다하게 되었으며, 조직을 떠나지 않게 되었으며, 조직의 성공에 도움이 되었다고 한다. 이런 결과에도 불구하고 대부분의 기업과 병원에서 멘터링은 중요하게 여겨지지 않거나 실행되지 못하고 있다.

성공적인 멘터링을 행하는 병원의 프로그램을 보자. 멘터링 프로그램의 실시 모양은 각 사업단위(간호부)에서 자율적으로 결정한다. 멘터를 찾는 사람은 그들이 이루고자 하는 목적과 목표를 제출하고, 그들의 관계를 통해 무엇을 얻고자 하는지 명확히 밝히도록 한다.

멘터링 조정위원회는 이것을 보고 멘터와 멘터를 받을 사람을 짝 지워준다. 이때 경영진(간호부장)들은 더 이상의 멘터링 관계를 맺지 않도록 요구한다. 간호사들은 서로 다른 이유로 멘터를 원하고 있다. 잘 모르는 사람이 멘터로 배정되기도 한다. 이때 중요한 것은 간호사의 개발에 필요한 멘터를 찾아서 배정해주는 것이다.

멘터의 선정과 그 관계에서 이루어져야 할 사항들은 사전에 정한다. 멘터링을 주고받는 사람은 한 달에 몇 번씩 만나면 그들이 만나서 나눌 주제를 제안한다. 이와 함께 비밀을 준수하도록 명시하고 있다. 이러한 멘터링 프로그램을 통해 다음과 같은 이점을 얻을 수 있다.

- 간호부의 중요한 간호사들을 직접적으로 접촉할 수 있다.
- 간호사들이 동료들과 접촉하면서 병원(간호부)의 가치관과 이념들을 배우게 된다.
- 학습효과가 상호간에서 일어난다.

■■ 교육훈련과 상황개선

교육훈련이 직무경험으로 인한 피드백과 코칭 그리고 멘터링 만큼 중요하지는 않다. 하지만 교육훈련이 리더를 양성하는 중요한 기능임은 분명하다. 간호사를 리더로 양성하는 것은 병원이 다음과 같은 상황에 있을 때 효과적이다. 만약 병원의 상황이 그렇지 않다면, 그것이 먼저 선행되어야 할 것이다.

- 빈자리를 메우기 위한 후보자의 명부를 작성한다.
- 유능한 인재들이 가장 중요한 직무를 맡고 있다고 확신한다.
- 간호사들에게 코칭과 피드백을 정기적으로 제공한다.
- 멘터링을 공개적으로 중요시하고 장려한다.

〈 학습과제 4 〉

1. 간호사가 창조적인 사고를 하기 위해서는 어떻게 하여야 할까?
2. 고객정보 수립을 위해 고객불평을 어떻게 활용해야 하는가?
3. 우리병원은 환자의 불평을 어떻게 처리하고 있는가?
4. 문제해결의 과정을 설명해보시오.
5. 간호사가 고객에게 사과 할 때의 주의사항 3 가지를 설명해보시오.
6. 도전적인 고객의 문제해결이 중요한 이유는 무엇인가?
7. 당신이 경험한 도전적인 고객을 설명해보시오.
8. 화가 난 환자를 진정시키기 위해서는 어떻게 해야 할까?
9. 고객을 화나게 만드는 주요 요인은 무엇인가?
10. 간호서비스의 전략화를 위한 2개의 학습조직을 만들어 어떤 방안이 나오는지 살펴보자.
11. 시급한 해결을 요하는 간호부의 문제가 무엇인지 찾아보자.
12. 피드백이 코칭과 함께 이루어져야 하는 이유는 무엇인가?
13. 우리병원의 멘터링 프로그램의 특징은 무엇인가?

PART **05**

간호서비스와 의사소통

NURSING SERVICE

의사소통의 방법

간호서비스는 고객과 간호사의 상호작용 과정에서 효과적인 의사소통 기술을 필요로 한다. 간호서비스에서 의사소통은 절대적으로 필요하다. 간호사와 고객간의 효과적인 의사소통이 이루어져야 만족스런 간호서비스가 제공 될 수 있다.

의사소통(communication)이란 대화의 당사자가 서로의 정보와 느낌을 교환하는 과정이다. 서로의 메시지를 주고받는 과정에서 그 의미를 정확하게 해석 할 수 있을 때 효과적인 의사소통이 이루어진다.

사람간의 대화에서 자신은 상대방과 의사소통을 한다고 생각하지만, 상대방은 그렇게 생각하지 않는 경우가 많다. 따라서 간호사는 고객과의 의사소통을 잘 하기 위해서는 의사소통의 기술을 개발하여야 한다.

간호서비스에서 효과적인 상호작용을 위해 사용 할 수 있는 의사소통의 방법은 다음과 같다.

- 듣기
  (말하고자 하는 바를 상대방이 듣고 이해하는 것)
- 말하기
  (상대방이 이해 할 수 있는 단어나 용어를 사용하여 말하는 것)
- 쓰기
  (다른 사람이 말한 메시지를 이해 할 수 있도록 기록하는 것)
- 읽기
  (글로 기록된 것을 이해하는 것)
- 비언어적 표현
  (목소리의 톤과 억양, 시선, 얼굴표정, 침묵, 몸짓 등)

간호서비스

02

NURSING SERVICE

듣기

의사소통에서 듣기가 가장 어렵고 가장 중요하다. 병원에서 환자의 이야기를 들어주는 것은 매우 중요하다. 화가 난 환자의 감정을 누그러뜨리기 위해서도 그의 이야기를 들어주어야 하며, 환자의 증세에 대해 이야기 하고 싶은 들어주어야 한다. 그리고 환자는 자신이 하고 싶은 말을 다함으로서 심리적으로 편안함을 찾는다.

간호사가 고객과의 상호작용을 위한 의사소통의 방법 가운데, 고객의 말을 듣는 것은 고객에 대한 관심과 존중을 표시하는 것이다. 그러나 경청이 쉬운 일이 아니다. 특히 고객의 말을 듣는 능력을 향상시키려면 많은 연습과 헌신이 필요하다. 듣기는 병원의 종사자와 간호사 모두가 개발해야 할 기술이다.

고객의 말을 들을 때는 시각적 · 청각적으로 주의를 분산시키는 것을 피해야 한다. 특히 시각적인 분산요인은 눈에 잘 띄고 다른 생각을 유발시키기 때문에, 들어야 할 것을 듣지 못하게 하는 요소가 된다.

그리고 듣는 사람의 닫힌 마음도 경청을 방해하는 요소이다. 자신이 갖고 있는 어떤 생각이나 믿음이 다른 사람의 말을 듣는 것을 방해한다. 좋은 경청자가 되려면, 상대방이 말하는 것을 듣고 성급하게 결론을 내리지 않아야 한다.

좋은 경청자의 조건

좋은 경청자가 되는 조건으로 눈 맞추기는 매우 중요하다. 눈 맞추기(eye contact)는 상대의 눈을 통한 시각적 접촉을 허용하는 것이다. 대화에서 상대의 눈을 마주보는 것은 진지함과 관심을 표현하는 것이다. 상대의 눈을 피하는 것은 관심의 부족과 정직하지 못함을 나타낸다. 좋은 경청자가 되는

100

조건은 다음과 같다.

- 진지함을 보인다.
- 말하는 사람의 생각을 방해하지 않는다.
- 머리를 끄덕인다.
- 말을 가로채지 않는다.
- 상대가 말한 것을 반복(확인) 한다.
- 말하는 사람 쪽으로 몸을 기울인다.
- 긍정적인 멘트를 한다.
- 편안하게 눈을 마주한다.

듣기 기술
좋은 경청자는 다른 사람과의 의사소통에 대한 즐거움을 아는 사람이다. 이를 위해, 듣는 기술을 향상시키기 위한 방법은 다음과 같다.

- 말하는 사람과 그의 내용에 집중한다.
- 말하는 사람과 눈을 마주친다. 전화로 듣고 있으면 듣고 있음을 알린다.
- 열린 마음으로 듣는다.
- 내용을 이해하고 있는지 확인을 위해 상대의 말을 반복한다.
- 보디랭귀지를 조절한다. 못 참겠다거나 인정할 수 없다는 제스처를 보이지 않는다.

03

NURSING SERVICE

말하기

일상생활에서는 말하기가 쉬울수 있으나, 의사소통에서는 말하기가 가장 어려울 수도 있다. 왜냐하면, 간호사는 병원에서 일어나고 있는 모든 상황을 검토한 다음에 환자에게 말을 하여야 한다. 그래야 간호사의 메시지가 효과적으로 전달되기 때문이다.

이를 위하여 먼저 분명하고 전문적이고 긍정적으로 말하는 방법을 배워야 한다. 환자가 이해하기 쉽게 말을 해야 하고, 그들의 재이용에 도움이 되는 언어적 의사소통 기술을 개발하여야 한다.

고객과의 대화

간호서비스는 간호사와 고객 또는 다른 종사자들과의 상호작용을 통하여 이루어진다. 간호서비스에서 간호사가 고객이 이해 할 수 있는 단어나 용어를 사용하는 것이 중요하다. 간호서비스는 고객과의 대화를 통하여 자신을 판매하는 것으로 생각하여야 한다.

따라서 간호사는 말하는 기술을 가져야 한다. 성공적인 말응대를 위한 6 단계를 소개하면 다음과 같다.

1 단계: 웃는다.
2 단계: 전문가다운 반가움을 표시하면서 말을 한다.
3 단계: 분명하지 않은 것은 다시 질문한다.
4 단계: 가능한 한 신속하게 응답하고 도움을 준다.
5 단계: 고객에게 감사하다는 말을 한다.
6 단계: 긍정적으로 대화를 마무리 한다.

간호사가 고객을 대할 때 절절한 단어나 용어를 사용해야 한다. 고객과 상호작용을 할 때는 긍정적인 분위기를 만들 수 있는 단어를 사용해야 한다.

사용하면 좋은 단어	사용해서는 안되는 단어
고객의 이름	할 수 없습니다
선생님	결코 안 됩니다
기회	--을 하셔야 합니다
도전	제 담당이 아닌데요
--을 해주실 수 있습니까?	시간이 없어서--
--을 하세요	모르겠습니다
제발, 부디	잠시 기다리세요

사용하면 좋은 단어로서는 고맙습니다, 감사드립니다, 고객의 이름, 선생님, 기회, 도전, --을 해주실 수 있습니까?, --을 하세요 등등이다.

한편 사용하여서는 안 되는 단어로서는 할 수 없습니다. 결코 안 됩니다. --을 하여야 합니다. 제 담당이 아닌데요, 시간이 없어서--, 모르겠습니다, 잠시 기다리세요 등등이다.

전화응대

고객과 상호작용을 하는 많은 부분이 대화와 전화를 통하여 이루어진다. 그러므로 간호사는 훌륭한 전화기술도 가져야 한다. 성공적인 전화응대를 위해서는 앞에서 언급한 성공적인 말응대 6 단계와 마지막으로 사후확인 전화를 하는 것이다.

이외에 고객의 전화를 받는 요령, 전화를 한 고객을 기다리게 하는 요령, 전화를 끊는 요령등도 전화응대에서 매우 중요하다. 이것을 소개하면 다음과 같다.

먼저, 고객의 전화를 받는 요령은 다음과 같다.
- 신호가 3번 울리기 전에 수화기를 든다.
- 전화를 건 상대방에게 인사를 한다.
- 전화를 받은 사람의 이름을 밝힌다.
- 무엇을 도와 드릴까요?라고 묻는다.

전화를 한 고객을 기다리게 하는 요령은 다음과 같다.
- 고객에게 잠시 기다릴 수 있느냐고 정중히 물어본다.
- 질문 후 상대방에게 응답할 여유를 주고 기다린다.
- 기다릴 수밖에 없는 사정을 이야기 한다.
- 기다려주서서 감사하다는 인사를 한다.

전화를 끊는 요령은 다음과 같다.
- 앞으로 취한 행동단계를 되풀이해서 고객과 자신이 처리해야 할 내용을 확인한다.
- 고객에게 더 도와줄 일은 없는지 물어본다.
- 상대방에게 전화를 줘서 고맙다는 인사를 한다.
- 문제를 자신에게 말해주어 고맙다는 인사를 한다.
- 고객이 먼저 수화기를 내려놓을 때까지 기다린다.
- 중요한 정보는 전화를 끊자마자 기록으로 남긴다.

04

읽기/쓰기

간호사는 환자의 진료기록을 이해 할 수 있어야 하며, 환자가 말한 메시지를 다른 간호사가 이해할 수 있도록 기록하는 것이 필요하다. 간호사와 고객이 서로의 메시지를 주고받는 과정에서, 그 의미를 정확하게 해석할 수 있을 때 효과적인 의사소통이 이루어진다.

또한 병원은 고객과의 의사소통을 위해 각종 정보물(브로우셔, 뉴스레터 등)을 발송하는데, 이때 고객에게 전달하고자 하는 병원의 생각이 글이나 그림으로 정확하게 표현이 되었는지 간호사가 도움을 줄 수 있어야 한다.

왜냐하면 고객은 병원의 자료를 통하여 자신의 입장에서 병원을 평가하고, 눈에 보이지 않는 잘못을 찾아낼 수 있기 때문에, 미래의 잠재적 환자가 우리병원을 선택할 수 있도록 병원이 전달하고자 하는 의미가 정확하게 이해될 수 있도록 하여야 한다.

비언어적 표현

의사소통과 관련하여, 말하는 사람은 상대방이 자신의 말을 완벽하게 이해할 것이라는 것이다. 그것은 리더와 참여자 모두가 같은 종류, 같은 나라, 같은 조직 속에서 생활하고 있기 때문이다.

하지만, 사람은 저마다 다르다. 지문, 목소리의 패턴, 생김새, 성격 등에서 서로 차이가 나기 마련이다. 게다가 의사소통은 언어만으로 메시지를 완벽하게 전달할 수 없다. 〈표-6〉을 보면, 언어적 기술보다는 비언어적 기술에 능통하여야 함을 알 수 있다. 특히 간호사는 말보다는 비언어적 표현을 사용하면 효과적으로 의사소통을 할 수 있어야 한다.

표-6 》 의사소통의 구성요소

구성 요소	구성 비율
말	7 %
표 정	23 %
목소리 톤	20 %
신체 언어	50 %

비언어적 표현(non-verbal expresson)은 목소리는 물론 시선, 얼굴표정, 주의집중, 침묵, 몸짓, 열의 등을 사용하는 의사소통의 방법이다. 비언어적 표현의 내용을 설명하면 다음과 같다.

목소리

사람의 목소리는 고유한 특성을 가지고 있어 식별이 가능하다. 목소리는 톤과 음조(音調) 그리고 억양으로 만들어진다. 목소리 톤과 강세, 말하는 속도, 단어를 조합하는 방식에 있어 사람들은 각자의 고유한 목소리를 가지고 있다. 우리들이 말을 할 때, 저마다 의 "톤"은 이미 정해져 있는 것이다.

이러한 톤은 대개 선택된 단어뿐만 아니라, 목소리의 크기와 속도도에 영향을 받는다. 우리는 자신의 목소리가 집단 또는 다른 사람에게 미치는 효과에 대해서 생각하여야 한다. 간호사 목소리 톤은 집단(고객)의 분위기에 영향을 미친다. 다음의 방법으로 목소리의 톤을 조정할 수 있다.

톤

목소리의 톤은 음조(높낮이)와 함축적인 감정(열정, 슬픔, 지루함, 기대, 두려움)을 포함한다. 높은 음조는 대개 듣는 사람에게 긴장과 흥분을 유발하고, 낮은 음조는 사람들을 편안하고 침착하게 한다. 목소리의 음조를 활용하여 집단 내에 특정 분위기를 조성할 수 있다. 집단 내에 열정적인 분위기를 만들고 싶다면, 일어서거나 음조를 조금 고조시키면 된다.

억양

억양은 목소리 톤의 변화이다. 억양의 변화가 없는 목소리는 단조로운 느낌을 준다. 억양에 변화를 줌으로서 문장이나 의미의 전달을 촉진할 수 있다. 억양은 우리가 전달하는 메시지의 일부가 된다는 점을 명심해야 한다. 목소리의 톤과 억양은 질문을 할 때 특히 중요하다.

속도

말하는 속도 역시 집단에 영향을 끼친다. 말하는 속도가 너무 빨라서도 안 되며, 너무 느려서도 안 된다. 상황에 맞게 말하는 속도를 조절하여야 한다. 간호사는 많은 말을 하지 않으며 그리고 적정한 속도로 말을 한다. 예를 들어, 어려운 질문을 던져놓고 사람들이 대답하기 전에 조용히 생각할 시간을 갖게 하려면, 천천히 낮은 목소리로 심각한 억양으로 말을 하는 것이 좋다.

■■ 시선

비언어적 기술 가운데 시선 또한 중요하다. 간호사는 고객에게 시선을 고정시켜야 한다. 그러나 시선은 오직 말하는 사람의 눈만 주시하라는 뜻은 아니다. 시선은 말하는 사람의 얼굴을 향하며 때로는 눈을 깜빡이거나 말하는 사람의 얼굴 다른 곳을 볼 수도 있다.

시선을 불편해 하는 사람에게는 다른 방법으로 관심을 보이고 있음을 표시하여야 한다. 말하는 사람이 당신과 눈을 맞추려고 하지 않는 경우에는, 그 사람의 감정과 문화적 규범을 잘 고려하여 이에 적합하게 접근하여야 한다. 말하는 사람을 향하되 눈을 맞추지는 말고, 조용히 집중하여 경청하여야 한다.

시선은 상대방의 말을 적극적으로 경청하고 있음을 나타낸다. 시선은 듣는 사람이 진정 관심을 보이고 있다는 것이며, 말하는 사람으로 하여금 보다 손쉽게 자신의 생각을 말로 표현할 수 있게 해준다.

■■ 주의집중

간호사가 적극적으로 경청하고 시선을 유지할 때가 주의를 집중한 상태이다. 주의집중은 핵심적인 경청 기술이다. 주의집중(caution concentration)은 말하는 사람에게 모든 감각을 동원하여 경청하고 있음을 의미한다. 話者가 말하는 내용, 방법, 분위기, 언급되지 않은 내용, 방안의 분위기, 다른 사람들의 반응 등에 주의를 집중하여야 한다.

■■ 얼굴 표정

얼굴표정(face expression)은 말을 듣는 사람의 반응이다. 화자의 말에 대하여 부정적인 평가를 하거나 인정하기 어려울 때, 눈썹을 찡그리는 것은 좋지 않다. 특히 간호사의 얼굴표정이 고객에게 영향을 미침을 알아야 한다.

간호사는 고객들의 얼굴을 살피면서도, 자신의 얼굴표정에 신경을 쓰도록 하여야 한다. 간호사는 자신이 의도한 분위기에 맞는 얼굴 표정을 짓도록 노력하여야 한다.

■▪ 침묵

침묵(silence)도 말하는 방법의 하나이다. 말을 하여야 할 때도 있지만, 그렇지 않을 때도 있다. 말을 멈추어야 하거나 다른 사람에게 생각할 시간을 주고자 할 때는 침묵을 하여야 한다. 말하는 사람, 특히 유능한 리더는 언제 · 어떻게 침묵해야 하는지 잘 알아야만 한다.

예를 들어, 개방형의 질문을 하였다면 말을 하기에 앞서 얼마동안은 기다려야 한다. 마음 속으로 천천히 10을 셀 수 도 있다. 이 순간이 말하는 사람에게는 매우 더디게 느껴지더라도, 듣는 사람에게는 매우 빠르게 느껴 질 수 있다. 수초간의 침묵이 듣는 사람으로 하여금 매우 진지하게 경청하도록 할 것이다.

침묵을 활용 할 수 있어야 한다. 말을 마쳤을 때는 다른 질문으로 바로 넘어가기 보다는 침묵하는 것이 좋다. 분위기를 살펴보아야 한다. 다른 사람이 말하기를 기다려야 한다. 때때로 침묵은 필요하다. 최대한 정중하게 "다른 분은...?" 하며 의견을 촉진하고 침묵을 지켜야 한다.

■▪ 몸짓

몸짓(gesture)은 몸이 말하는 메시지이다. 말하는 사람의 몸짓이나 몸동작은 메시지의 전달에 영향을 미친다. 다른 사람이 말을 하고 있을 때는 편안한 동작으로 앉아 있는 것이 좋다. 말하는 사람의 메시지를 지지할 때는 몸을 움직이거나 팔과 머리를 사용하는 것이 도움이 된다. 팔짱을 끼고 서 있는 것은 바람직하지 않다. 이는 폐쇄적이며 방어적인 이미지를 준다.

■▪ 열의

간호서비스에서 간호사의 열의(열정)는 중요하다. 간호사가 신념과 열의를 보이고 있을 때, 자신들이 잘 하고 있다는 확신 등의 긍정적인 감정들을 고객에게 전달할 수 있다. 간호사가 신념과 열의를 보이지 않으면 고객들도 기가 죽거나 처지게 된다. 간호가가 진정한 열의와 감정을 가지고 말을 하면, 환자들은 고무 될 것이다.

열정은 한자로 쓰면 "뜨거운 정신" 이다. 어떤 일에 대한 불같은 헌신과 마음이 열의이고 열정이다.

이것은 가슴 깊은 속에 새겨져있는 분명한 목적의식에서 생겨난다. 목적의식이 분명한 사람은 자신이 가진 열정과 재능의 150%를 쏟아낸다고 한다.

〈 학습과제 5 〉
1. 의사소통의 방법 5 가지를 설명해보시오.

2. 간호사가 좋은 경청자가 되려면 어떻게 해야 하나?

3. 간호사가 고객과의 대화에서 말을 잘 하려면 어떻게 해야 하나?

4. 간호사가 고객과의 대화에서 사용해서는 안되는 단어는 무엇인가?

PART **06**

간호사의 동기부여

NURSING SERVICE

01 동기부여의 개념과 필요성

고객에게 간호를 제공하는 사람은 간호사이다. 간호사는 고객과 직접 접촉하면서 현장에서 일하는 사람이다. 간호사는 고객과의 직접적이고 지속적인 접촉을 통하여, 고객들에게 병원의 이미지를 심어주고 간호서비스에 대한 긍정적 보상을 만들어내는 사람들이다. 다시 말하면, 간호사는 간호서비스의 책임을 지는 사람들이다.

따라서 간호사의 동기부여는 간호서비스에서 매우 중요하다. 동기부여(motivation)는 간호사들이 자발적으로 일을 할 수 있도록 자극하는 활동이다. 자발적으로 일할 수 있는 의욕을 자극하는 것은 금전도 아니요 엄격한 감독도 아닌 사기진작이다.

사기(morale)란 병원, 일, 관리자 등에 대한 간호사의 감정이나 태도이다. 간호사가 이들에 대하여 좋은 감정(태도)을 가지고 있을 때, 간호사의 사기는 높다. 사기가 높으면 간호사들은 헌신적으로 일을 하게 되어, 생산성의 향상은 물론 고객의 만족도 증대시킨다.

간호사가 병원으로부터 제대로 대우를 받을 때 고객들을 제대로 대우 할 수 있으며, 병원이 간호사들을 존중심으로 대할 때 간호사들은 고객들을 존중심으로 대한다.

고객을 존중심으로 대하는 것이 어떤 것인지는 미국GM의 "고객을 대하는 방식"에서 알 수 있다. 아래의 고객을 대하는 방식은 병원의 경영진이 간호사들을 존중으로 대하고 간호사가 고객들을 존중으로 대하는 방식에도 적용될 수 있을 것이다.

고객을 대하는 방식

- 황금률을 지킨다
  (본인이 다른 사람에게 대우받고 싶어 하는 것처럼 다른 사람을 대우한다)

- 칭찬한다
  (관대하면 다른 사람도 긍정적으로 반응한다)

- 솔직한다
  (고객의 신뢰는 당신의 솔직함에 달려있다)

- 고객의 이름을 부른다
  (누구나 자기를 알아보는 것을 좋아한다)

- 친구가 된다
  (한 사람을 알려면 또 한 사람이 필요하다)

- 미소를 짓는다
  (고객이 말하는 것을 듣는 것이 가장 좋은 방법이다)

- 거리를 좁힌다
  (두 사람 사이의 간격을 최대한 좁힌다)

- 베푼다
  (고객은 받는 것의 가치를 보고 감사하게 된다)

- 나보다 상대방을 생각한다
  (의식적으로 이 단어를 사용하여 유머감각을 항상 유지한다)

- 고객을 돌본다
  (행동이 말보다 앞서도록 한다)

　이러한 존중심은 간호사들에게 조직목표의 달성을 위한 동기부여가 된다. 동기부여는 병원의 선택이 아닌 필수이다. 메리어트 호텔은 존중심의 표현으로, 직원들을 "동업자" 또는 "협력자"라고 부른다. 우리의 병원도 간호사를 협력자로 부르면 어떨까?

　간호사도 병원의 고객(내부고객)이다. 경영진은 간호사들을 진심으로 존중하고 그들에게 감사함을 느끼며, 소중한 자신으로 중요하게 여겨야 한다. 경영진들은 간호사들이 지니는 실질적인 가치를 인정하고 존중하여야 한다.

동기부여의 요소

병원을 한번 이용한 고객이 다시 찾아오도록 하기 위하여, 간호사들은 고객들에게 친절해야 하고, 도움을 줄 수 있어야 하며, 성실하게 행동을 하여야 한다. 그러나 무엇보다도 중요한 것은 마음에서 우러나는 친절과 간호로서, 고객을 대하고 그들과 인간적인 관계를 맺어야 한다. 간호사의 이런 행동을 촉진함에 있어서 다음의 여러 요소들이 중요하다.

■▪ 경영진의 실천의지

훌륭한 간호서비스에 대하여 경영진이 분명한 실천의지를 보일 때, 간호사들은 동기부여가 된다. 경영진이 간호사들의 가치를 인정해주고 존중심으로 대해줄 때, 그들은 훌륭한 간호서비스를 실행한다.

간호서비스에 대한 경영진의 설천의지가 강하면, 그들을 따르는 간호사의 행위도 뛰어난다. 뛰어난 경영진은 간호사들을 격려해주고 성공하도록 도움을 준다. 뛰어난 간호사는 다음의 특성들을 가진다.

- 고객들을 배려하고 존중한다.
- 자신의 분야에서 전문성을 가진다.
- 일관성이 있다.
- 전문가답게 행동한다.

- 적극적인 지지를 표현한다.
- 융통성을 보여준다.
- 고객을 위한 시간을 낸다.

■■ 간호서비스 문화

간호서비스에 대한 경영진의 실천의지와 참여는 병원에서 간호서비스 문화를 창출한다. 이를 통해, 간호사들의 자부심이 생겨나고 생산성이 향상된다. 병원에서 간호서비스 문화가 형성될 때, 간호사들은 자발적으로 간호서비스를 제공하게 된다.

간호서비스에 대한 경영진의 실천의지는 병원의 간호서비스 문화를 창조하는 원동력이 된다. 이 간호서비스 문화는 간호서비스의 환경을 창조하고 증진시킨다. 경영진의 실천의지가 표명되고 이에 대한 공감대가 형성되면, 간호서비스는 만족스런 수준이 되어 훌륭한 간호서비스가 실행된다.

간호서비스가 성공을 거두기 위해서는 간호사들이 동료들을 보다 나은 간호서비스의 협력자로 인식하여, 그들이 동료의 성공을 알아주고 인정해주는 문화가 필요하다. 이를 위한 방법 중의 하나가 간호서비스의 인증(certification)이다.

간호서비스 인증은 고객들과 친화적이고 우호적인 간호사(Best Friendly Nurse 또는 Customer-Friendly Nurse)에게 수여하는 인증서로서, 다양한 이름으로 불리 울 수 있을 것이다. 간호서비스 인증은 병원이 아닌 간호사 개인에 대한 인증 프로그램이다.

간호사의 친화적이고 우호적인 행위, 즉 우호성(frienfship)은 고객에게 편하도록 모든 것을 만들어준다는 개념이다. 간호사가 고객에게 미소를 짓는 것은 그들의 마음을 편하게 해주어, 간호사에 대한 긍정적인 마음자세를 갖게 해준다. 그렇기 때문에 간호사와 고객이 처음으로 대하는 수초의 짧은 시간이 대단히 중요한 것이다.

고객에게 우호적인 행동이 친절한 행동의 핵심이다. 미국의 한 은행은 다음과 같은 "친절한 행동"을 위한 점검표를 만들어 사용한다.

친절한 행동을 위한 점검표

- 미소를 지어 그 고객의 존재를 알고 있음을 알린다.

- 고객이 이름을 알면 인사할 때 그 이름을 부른다. 만일 고객의 이름을 모르면, 신용카드를 보고 확인하거나 고객에게 직접 물어본다. 그러나 너무 자주 이름을 부르지 않는다.

- 고객이 말할 때에는 그 말을 끝까지 경청한다. 그 다음 질문을 하여 고객불만의 해결에 필요한 정보를 얻는다.

- 고객의 말을 재차 확인하면서, 고객에게 필요한 것이 무엇인지 확인하다.

- 고객에게 훈계하는 식의 말을 하지 않는다.

- 해결책을 제시하되, 고객에게 아무 것이나 하라고 말하지 않는다.

- 부가서비스가 필요한 경우에는 자신을 지원을 부서나 담당자를 고객에게 알려준다.

- 미소를 머금고 고객의 이름을 다시 한 번 부르며 일을 마친다.

- 고객에게 다시 한 번 찾아달라는 인사를 한다.

간호서비스 인증(certification of nursing service)이란 간호사들이 동료에게 서로서로 감사함을 표현하고, 어떤 간호사의 기여를 공개적으로 인식할 수 있는 문화를 만드는 것이다. 이런 문화가 간호서비스의 성공을 지향하는 간호사들이 일하기 원하는 문화일 것이다.

이러한 인증프로그램은 간호사들에게 어떤 상(금전적 보상, 휴가, 점심시간의 연장, 봉급인상 자격부여 등)을 주기위한 프로그램으로 사용 할 수 있다.

간호서비스 인증프로그램의 중요한 측면의 하나는 간호사들로 하여금 일상적 방식에서 벗어나도록 고무한다는 것이다. 우수함의 기준을 상부에서 결정하는 전통적인 방식에서 벗어나 이 프로그램은 간호사들로 하여금 서로 북돋워주도록 만드는 것이다.

■ 교육

고객에 대한 간호서비스 방법의 교육은 훌륭한 간호서비스의 실행에서 매우 중요하다. 그것은 간호사들이 간호서비스 방법을 알고 있을 때, 그들은 보다 효과적으로 자신의 업무를 수행 할 수 있기 때문이다. 또한 간호사들은 간호서비스 방법의 교육을 통하여 그들 스스로 전문가 의식을 느끼게 된다.

간호사는 고객을 친절하게 대해야 한다. 이 말은 막연한 표현으로 구체적으로 어떠한 행위를 친절이라고 하는지에 대한 교육이 필요하다. 이를 위해 간호서비스 교육은 다음의 내용으로 구성할 필요가 있다.

간호서비스 교육의 내용

- 간호사와 고객의 관점

  (간호사가 자신의 업무를 소중히 여길 때 고객을 보다 존중하게 된다)

- 우호성

  (고객을 편하게 만들어준다)

- 도움주기

  (고객이 필요로 하는 것을 예측하여 관련 정보를 제공한다)

- 사소한 것의 중요성

  (사소한 것(약속, 감사표시 등)이 고객의 감동을 증가시킨다)

- 간호서비스 방식의 맞춤화

  (고객의 성격에 따른 간호서비스 방식을 변화한다)

- 성실성

  (형식적인 표현이 아닌 열의, 일에 대한 가치, 전문인 자세로 대한다)

- 인격형성의 기법

  (동료나 상사와의 좋은 관계가 고객의 우호적 관계를 만들어준다)

- 서비스 마인드

  (간호사가 자신의 이익에 직접적 영향을 미친다는 인식을 갖게 한다)

불행하게도, 병원은 간호사들의 개인적 공헌도를 과소평가하여, 그들에 대한 교육이 제대로 이루어지지 못하고 있는 실정이다. 고객을 대하는 간호사들을 교육시키고 동기부여 하는데 시간이 투자되어야 할 것이다. 교육은 강화되어야 하고 반복적으로 이루어져야 한다.

칭찬과 인정

간호사들의 관심을 끌 수 있고 업무성과를 높일 수 있는 최고의 동기부여는 칭찬과 인정이다. 간호사들의 뛰어난 행동에 대하여 칭찬과 인정을 해주는 것이다. 그런데 칭찬과 인정이 실제로 인색하게 이루어진다.

현실적으로, 간호사들의 관심을 끄는 유일한 순간은 대개가 자신이 실수를 저질렀을 때이다. 즉 간호사들에 대한 긍정적인 사기진작이 거의 부재하다는 것이다.

간호사들의 긍정적인 사기진작을 위해, 그들의 작은 성공에도 축하를 해주어야 한다. 작은 선물, 풍선꾸러미, 진심 어린 악수 등도 칭찬의 좋은 예이다. 경영진이 간호사들에 대하여 칭찬을 자주 하면, 그들은 간호서비스를 제대로 하고 싶은 마음자세가 생겨난다.

칭찬과 함께 하는 인정도 중요하다. 간호사들에게 '수고했다 또는 감사한다'는 뜻을 전해야 한다. 그들과 함께 시간과 자리를 한다는 자체가 이미 인정(recognition)의 표시이다. 칭찬과 인정의 표시로서 다음의 방법들이 있다.

- 이 달의 우수간호사 라는 상의 제정과 상품증정
- 사보에 간호사에 대한 기사의 게재
- 전체적인 공개석상에서 표창장 수여
- 간호사에 대한 간호부장(경영진)의 감사편지

칭찬은 어떻게 사용하여야 효과적일까? 칭찬은 무엇보다도 개인적이고 공개적으로 사용하는 것이 바람직하다. 간호사들은 자신의 업무수행에 대해 칭찬받기를 원한다. 동기부여의 가장 중요한 요인은 개별적인 공로인정으로, 간호사들은 자신의 업무수행에 대한 개인적으로 칭찬을 받고 싶어 한다. 간호사들이 어떤 의미가 있는 발전시키는데 공헌했다고 인정하는 것이야 말로 가장 효과적인 포상인 것이다.

미국의 한 병원은 직원들이 개발한 12~15개의 칭찬 아이디어를 항상 사용하였다고 한다. 경비원과 청소원들은 "황금 빗자루 상"을 만들어서 쓰레기를 줍는 직원에게 황금 빗자루가 그려진 카드를 준다. 이 카드를 10장 이상 받은 직원은 작은 선물을 받는다.

작은 선물은 비록 값어치는 얼마 안 되어도 의미는 매우 큰 것이다. 또한 이 병원에는 "선행 포착상"이라는 것도 있다. 모든 직원들은 남을 위해 "선행을 베풀었음"이라고 쓰인 카드를 지니고 다니

다가, 누군가가 선행을 베푸는 것을 발견하면 그 카드를 주며, 일정량 이상의 카드를 받은 직원에게는 전자제품 등의 다양한 상품을 교환해준다.

그리고 칭찬은 공개적으로 하여야 한다. 당신은 간호사를 선별하여 공개적으로 칭찬하고 격려하고 있는가? 병원의 모든 종사자들이 모인 자리에서 공로에 대한 칭찬과 격려를 받을 때, 그것은 의미를 가지게 된다. 칭찬과 격려는 모든 간호사들이 스스로 중요하다고 생각할 수 있는 것이어야 한다.

예를 들어, 개원한지 오래된 병원이 있다고 하자. 그 병원은 정기적으로 새로 임명된 간호부장에게 서약식을 거행한다고 하자. 병원의 설립정신을 이어가기 위한 이 서약식에서 새로이 서약을 마친 간호부장에게 명예, 신뢰, 서비스, 행동을 의미하는 병원의 배지를 수여한다고 하면 어떨까?

공개적으로 고마움을 표현하며 선물을 주는 등의 공로인정은 단순히 해당 직원에 대한 예의만이 아니라, 그 이상의 기능을 한다. 공개적인 칭찬은 칭찬 자체보다는 누군가가 자신에게 관심을 가지고 배려하고 있음을 알게 되는 것이 중요하다.

■■ 감사의 표시

간호사에게 감사함을 표시하는 것은 동기부여의 한 방법이다. 감사의 표시는 비용이 전혀 들지 않으면서, 기대 이상의 보상효과를 얻을 수 있다. 아직도 상당수의 병원은 감사표시가 가져다주는 이점을 인식하지 못하고 있는 실정이다.

간호사들은 자신의 노력에 대한 인정을 받고 싶어 한다. 그들이 업무를 잘 수행하였으며, 그것을 위해 기울인 노력의 공표는, 그들을 계속적으로 업무를 잘 할 수 있도록 동기를 부여하는 힘이 된다. 간호사들은 자신에 대한 감사의 표시에 소요된 금액이 아닌 고맙다는 말의 의미를 더 중시한다.

우리 모두는 감사에 인색하다. 우리들은 감사를 받고 싶어 하면서도 감사의 표현은 좀처럼 하지 못한다. 감사의 표현이 드물수록, 우리가 받는 감사의 가치는 커진다. 고마움의 표시보다 사람을 기쁘게 하는 것은 거의 없다. 병원에서 사용 할 수 있는 감사의 마음을 표시하는 방법들을 소개하면 다음과 같이 다양하다.

- 점심시간을 15분 연장한다.
- 어떤 간호사(간호부)의 특별한 노력에 대한 감사의 표시로 피자를 돌린다.

- 개인적으로 감사의 편지를 보낸다.
- 사보나 뉴스레터에 해당 간호사의 기여도를 알린다.

■■ 팀 정신

간호사들은 업무를 혼자서 하기 보다는 팀을 이루어 같이 일한다. 많은 간호사들에게 팀워크의 아이디어는 매력적이다. 그 이유는 업무에 대한 통합적 접근을 경험할 수 있기 때문이다. 한 조사에 의하면, 직원들이 팀워크를 더 선호하는 이유는 다음과 같다.

- 낮은 스트레스 72%
- 업무의 질향상 67%
- 태도의 개선 67%
- 수익성 증가 67%
- 생산성 증가 66%

이러한 팀워크의 효과가 모든 상황에서 얻을 수 있는 것은 아니다. 그러나 팀워크가 적절히 이루어지는 상황이라면, 간호사들의 동기부여는 훌륭한 간호서비스의 실행으로 이어질 것이다. 훌륭한 간호서비스는 동료들과 함께 ---.

■■ 자부심

자부심은 강력한 동기부여의 요소이다. 동기부여는 간호사들의 자부심에서 나온다고 해도 과언이 아니다. 간호서비스는 그들이 업무, 동료, 경영진에 대한 자부심에 근거하고 있다. 자부심을 자존감이라고도 한다.

자존감(self-esteem)이란 개인이 자기 자신을 어느 정도로 가치있게 생각하느냐 하는 것이다. 따라서 경영진은 간호사의 자존감을 세워줄 필요가 있다. 간호사들을 인정하고 존중하는 것이 가장 확실한 방법이다.

성공적인 경영자들은 건설적이고 의미있는 방법으로 간호사들을 인정해줌으로서 업무성과를 높이고 조직의 자존심 향상에 기여하도록 만든다. 그것이 바로 자존감이다.

██ 보상

보상은 동기부여의 중요한 요소이다. 대다수의 경영진들은 간호사들이 고객을 돌보는 것에 대해 적절한 보상을 하지 않고 있다. 훌륭한 간호서비스를 제공한 간호사에 대한 보상은 판매직원의 경우처럼 보너스가 지급될 필요가 있다. 간호서비스에 대한 적절한 보상의 부재는 그들로 하여금 고객에 대해 무관심하거나 멸시하는 태도를 보일 수도 있다.

보상은 제2장에서 소개한 간호서비스 인증 프로그램과 관련하여 사용하면 효과적이다. 고객과 친화적이고 우호적인 간호서비스를 제공한 간호사들에게 금전적 보상, 휴가, 점심시간의 연장, 봉급인상의 자격부여 등을 주는 것이다.

██ 의사소통

칭찬과 함께 의사소통도 좋은 동기부여의 수단이 된다. 동기부여의 조사에 의하면, 사람들은 자신의 업무성과나 조직의 운영상태 등에 대한 정보의 제공에 상당한 가치를 부여한다고 한다. 개인이 원하는 정보가 제때에 전달되었을 때 한층 더 큰 가치를 부여하게 된다.

상사로부터 감사편지를 받거나 자신을 칭찬하는 말을 소문을 통해 듣는 것은 효과적인 동기부여가 된다. 어떤 사람이 다른 사람에 대해 칭찬하는 말을 들을 때, 그 이야기를 당사자에게 전달함은 매우 바람직하다. 그것은 같은 칭찬이라도 직접 듣는 것보다 소문을 통해 들을 때 기분은 더욱 좋아지기 때문이다.

그러면 어떤 병원이 한 달에 한번 무작위로 수십 명의 간호사를 선발하여 경영진과 함께 병원의 중요 안건에 대해 토론해보는 것은 어떨까?

그리고 간호사들로 하여금 신입간호사가 첫 출근을 하는 전날에 전화를 걸어 입사를 환영한다는 축하인사를 해보자. 이 외에도 효과적으로 사용할 수 있는 기업의 사례를 변형하여 소개하면 다음과 같다.

- 경영진과 함께 커피타임에서 간호부장과 20명의 간호사들이 참석하여 차를 마시면서 대화하며 경영회의에도 참석한다.
- 금요일 맥주파티를 통해 근무 간호사들간의 격의 없는 대화를 유도한다.
- 간호부에서 대표 간호사 1명을 선발하여 한 달에 한번 근무시간 중의 40분을 활용하여 집단이 요구하는 활동을 할수 있도록 해준다.
- 간호사들이 불공정 대우를 받았다고 생각할 때, 공정성 보장제도를 이용하여 항의할 수 있도록 한다.
- 오늘의 간호사에 뽑힌 우수 간호사에게 하루 동안 병원의 경영진과 함께 할수 있는 기회를 부여한다.
- 간호사와 간호부장의 의사소통을 원활히 하기 위한 전화를 운영하여 의견의 제시 및 업무제안을 하여, 참여간호사에게는 하루 비번의 휴가를 준다.

나의 사명선언문

■■ 사명선언문의 효과

사명선언문(mission statement)은 개인이나 기업의 존재이유를 문서로 공식화한 것이다. 사명선언문은 간호사 자신의 존재이유를 기술한 것으로, 사명의 내용을 설정하고 정의해감에 따라 간호사는 더욱 동기부여가 될 것이다.

간호사가 자신의 사명을 분명하게 정의하게 되면, 궁극적인 목표에 집중할 수 있고 어려운 시기를 헤쳐 나갈 수도 있고, 성취감으로 보상받을 수도 있다.

간호사인 우리가 진정 원하는 것은 무엇이며, 그것을 얻기 위해 어떻게 살아야 하며, 결국 어떤 사람이 되어야 하는 가 등 삶의 현안들을 구체적으로 조정하고 감독한다. 따라서 사명선언문은 명료하게 작성되어야 한다.

간호사는 개인적인 사명선언문을 작성하여 발표해보라. 사명선언서를 2장 작성한다. 한 장은 모두가 모인 자리에서 평가를 받은 후 돌려받고, 다른 한 장은 본인의 주소를 적어 나중에 간호부장이 당신에게 부치도록 한다.

시간이 갈수록 그것을 지키기 어려울 즈음 당신의 사명선언서를 우편으로 받는 다면, 당신은 내가 왜 존재하는지를 다시 한번 생각하게 될 것이다.

사명선언문의 작성

인류 최초의 사명선언문은 예수의 다음 문장일 것이다. 이 짧은 문장에는 교인의 사생활에서 포교활동에 이르기까지 모두를 포함하는 하나의 지침서이다.

내가 온 것은 영원한 생명을 얻게 하고
그것을 풍성하게 얻게 하려는 것이다.

이처럼 사명선언문은 간결하면서도 쉽게 이해되고 외울 수 있어야 한다. 그러기 위해서는 한 문장을 넘지 않는 것이 좋다. 사명을 간결하게 표현하여야 하는 것은 그것의 긴급성과 중요성을 깨닫도록 하기 위함이다. 한 전문가는 사명문을 만드는 공식을 다음과 같이 소개한다.

나의 사명은 (X)와 함께 또는 (X)를 위하여 (Y)를 (Z)하는 것이다.

여기에서, X는 자신이 도울 집단이나 목적이고, Y는 자신이 가장 중요하게 생각하거나 자신을 흥분시킬 수 있는 핵심가치를 말하며, Z는 자신의 미래 활동을 구체화시킬 수 있는 언어(동사) 3개 이상을 적도록 하고 있다.

자신에 맞는 사명을 찾기 위해서는 자신을 물, 바람, 불 등과 다른 것으로 묘사여 보라. 예를 들면, 나는 물이다. 나는 독수리이다 등등. 우리들이 자신을 어떤 이미지로 머리 속을 가득 채운다면, 자신의 태도는 물론 조직의 분위기도 변화시킬 수 있다.

당신 자신이 원하는 미래의 모습을 그릴 수 있다면, 당신의 행동은 변할 것이다. 그 변화가 조직변화로 이어질 것이다. 마음속으로 떠오르는 그림들은 조직을 변화시키는 에너지원인 것이다

개인의 사명선언문에는 직원 개인의 인생철학과 전반적인 인생목표가 담기게 된다. 그것에는 자신의 삶의 목표나 가장 깊은 열정 등이 나타나게 된다. 사명선언서를 작성할 때, 당산은 스스로 다음의 질문들을 해볼 필요가 있다.

- 내가 즐기는 것은 무엇인가?
- 내가 잘 할 수 있었던 것은 무엇인가?

- 내가 가장 행복했던 시기는 언제인가?
- 내가 중요하다고 믿고 있는 것은 무엇인가?
- 5년 후에 나는 어떤 모습 일까?
- 나는 무엇을 잘 하는가?
- 내가 이룬 가장 자랑스러운 성취는 무엇인가?
- 동료가 나에 대해 어떻게 생각하기를 원하는가?
- 동료가 나를 어떤 사람으로 기억하기를 원하는가?

자신에게 맞는 사명을 찾기 위해서는 우리는 우리 자신을 되돌아 볼 수 있어야 한다. 우리 자신을 되돌아보지 못하기 때문에, 자신을 똑바로 알지 못하기 때문에, 우리는 우리에 맞는 사명을 찾지 못한다.

나의 비전선언문

사명선언문이 무엇을 해야 하는지에 대한 과정을 담은 것이라면, 비전선언문은 그것의 최종적 목표를 담은 것이다. 다시 말하면, 비전선언문은 우리의 이상이며 사명을 따르기 힘들거나 강행하기 곤란할 때 우리를 지탱시켜주는 지지대 역할을 한다.

예를 들어, 스페인의 이사벨라 여왕과 콜럼버스. 콜럼버스가 어떻게 이사벨라 여왕으로부터 항해에 필요한 막대한 자금을 얻어 내었을까? 그것은 바로 신대륙에서 향료, 금 등을 싣고 오겠다는 비전, 그것이 여왕을 설득하였다.

비전은 중요하다. 개인이든 국가이든 비전이 있어야 한다. 개인과 조직의 존재 그 자체가 비전이될 수 있다. 비전이 있기에 개인이 존재하고 국가도 존재한다. 비전이 없는 개인과 국가는 존재할 수가 없다.

당신은 비전을 가지고 있는가? 만일 가지고 있다면 과거에 사로잡혀 있지는 않은가? 우리가 성공적으로 사명을 완수하려면, 우리는 과거가 아닌 미래를 바라보고 그것을 창조할 수 있어야 한다. 미래지향의 비전확립이 성공의 관건이다.

5년 뒤 10년 뒤의 모습이 있기에 힘든 오늘을 견디어 낼 수 있다. 만일 미래의 희망찬 모습이 없다면 과연 당신은 어떻게 생활을 영위해가겠는가? 미래의 희망찬 모습, 비전은 강렬한 힘의 원천인 것이다.

비전선언문은 사명선언문과 함께 사람들을 끌어들이는 홀륭한 자석과 여과장치가 될 수 있다. 예수는 자신과 함께 일을 하면 어떻게 될 것인가에 대한 명확한 비전을 제시했었다. 이러한 예수의 비전선언문은 사람들을 모으는 유익한 문구가 되었다.

내가 주는 물을 마시는 사람은 누구든지 영원히 목마르지 아니하리라.

너희가 내 안에 거하고 내 말이 너희 앞에 거하면 원하는 무엇이든지 구하라,

그러면 이루어지리라.

이처럼, 개인의 비전(personal vision)은 자신의 사명을 실현하기를 원하는 방법, 즉 직원 자신의 장기적 꿈을 적은 것이다. 다시 말하면, 개인의 비전은 자신의 인생에 의미를 주는 윤리적 나침반과도 같은 역할을 한다. 비전에는 자신의 인생을 통해 어떤 식으로 가치 있는 일을 해낼 것인가에 대한 자기 내부로부터의 목소리와 신념이 담기게 된다.

개인의 비전은 다음의 질문과 같이 자신이 가고자 하는 방향, 자신을 인도하는 가치관과 원칙, 자신이 표방하는 것, 성취하고자 하는 것, 자신이 원하는 이상적인 직장, 자신의 미래상 등을 묘사한다. 개인의 비전은 개인적인 노력의 방향을 설정해준다.

- 나는 어디로 가는 중인가?
- 나의 인생길을 어떤 가치와 원칙들이 안내하는가?
- 내가 성취하고자 하는 것은 무엇인가?
- 나의 장기적 의도는 무엇인가?
- 나의 이상은 무엇인가?
- 내가 옹호하는 것은 무엇인가?
- 나의 믿음은 무엇인가?
- 나는 어떤 식으로 사회에서 두각을 나타내고자 하는가?
- 나는 스스로에 대해 어떻게 생각하는가?

〈 학습과제 6 〉

1. 고객을 존중으로 대한다는 것이 무슨 의미인가?

2. 간호서비스 문화의 창조를 위해서는 어떻게 해야 하나요?

3. 고객에게 친절한 행동은 어떻게 하는 것인가?

4. 간호서비스 인증을 통해 무엇을 얻을 수 있는가?

5. 고객에게 친절하기 위해서는 어떻게 해야 하는가?

6. 칭찬은 어떻게 사용하여야 효과적인가?

7. 간호사에 대한 감사의 표시가 병원에서 왜 필요한가?

8. 동기부여의 수단으로 의사소통이란 어떻게 하는 것인가?

9. 나의사명선언문을 공식에 따라 만들어보자.

10. 사명선언문이 어떤 경우에 동기부여가 되는가?

11. 간호사인 당신은 무엇을 이루고자 하는가?

12. 미래의 당신은 어떤 간호사가 되고 싶은가?

PART **07**

간호서비스와 리더십

01

간호사는 리더

간호사는 고객과의 상호작용 속에서 간호서비스를 제공하기 때문에 고객에게 영향을 미친다. 다른 사람에게 영향을 미치는 능력이 리더십(leadership)이다.

리더십은 어떤 직책을 가지고 있다고 하여 자동적으로 생기는 것은 아니다. 간호사는 간호목표를 달성 할 수 있도록 해주는 능력을 가지고 있기 때문에, 고객에게 영향을 미치는 것이고 리더십을 필요로 한다.

간호사는 고객과의 상호작용을 통하여 그들에게 영향을 미치기 때문에 간호사는 리더인 것이다. 간호사는 고객을 대할 때 리더로서의 역할을 하여야 한다. 간호사들은 고객과의 상호작용을 통하여 정보, 가치, 열정 등을 고객들과 함께 공유하게 된다.

■ 리더의 특성

간호사는 고객에게 영향을 미치고 리더로서의 역할을 해야 하기 때문에, 간호사는 리더이다. 리더에는 2 가지 형태의 리더가 있다. 하나는 공식적 리더(formal leader)로서, 조직의 직위권력(head-ship)에서 나오는 공식적 영향력에 바탕을 둔 리더이다. 다시 말하면, 공식적 리더란 공식적인 지위와 권한을 가진 리더를 말한다.

다른 하나는 비공식적 리더(unformal leder)로서, 집단 구성원이 좋아하는 리더의 개인적 속성에 바탕을 둔 비공식적 영향력을 행사하는 리더를 말한다. 다시 말하면, 비공식적 리더는 공식적 권한을 가지지 않았으나 다른 사람에게 영향을 줄 수 있는 능력을 가진 사람이다.

리더십은 공식적 리더보다는 비공식적 리더의 특징을 지니고 있을 때 보다 강화된다. 간호사는 고객들과 상호작용을 하여 현장에서 일하는 비공식적 리더에 해당한다. 비공식적 리더인 간호사는 경영자와는 달리 인간에 초점을 두며, 고객들을 자극하고 지도하며, 그들과 의사소통을 하며, 그들을 중심으로 유연한 사고를 하는 존재임을 알 수 있다. 따라서 간호사는 리더인 것이다.

간호사의 서번트 리더십

병원의 소중한 자산은 누구인가? 그것은 다름 아닌 간호사이다. 병원은 소중한 자산인 간호사를 성장시키는 리더십을 가져야 하는데, 이것을 서번트 리더십이라 한다.

서번트 리더십(servant leadership)은 간호사를 섬기는 리더십으로, 간호사의 성장과 성공을 도와주는 리더십이다. 그리고 서번트 리더(servant leader)는 간호사를 도와서 성공과 성장으로 이끄는 사람이다.

병원의 경영진이 간호사에게 서번트 리더라면, 간호사는 고객에게 서번트 리더가 된다. 병원이 간호사를 성공과 성장으로 이끌면, 간호사는 고객들을 그렇게 할 것이다. 간호사는 고객들을 돕는 것이 먼저이고, 그 다음이 그들을 이끌어야(servant first, leader second) 한다. 이것이 간호사의 서번트 리더십이다.

병원이 간호사에게 봉사자로 보여 지고 간호사는 고객에게 봉사자로 보여지면, 병원(간호사)과 고객 간에는 마케팅의 핵심인 신뢰관계가 형성된다. 병원이 간호사를 신뢰할 때, 간호사는 고객들을 성공과 성장으로 도와주면서 그들을 사회복귀로 이끌 것이다.

리더십 기술의 개발

NURSING SERVICE

리더십은 어떤 직책을 가진다고 하여 자동적으로 생기는 것은 아니다. 병원은 간호사의 효과적인 리더십 기술을 개발하고 실행하도록 해야 한다. 리더십 기술을 개발하려면 먼저 자기 자신의 능력을 향상시키고, 그 다음에 자신의 철학을 조직 내의 다른 사람들과 나누어야 한다.

■" 리더 자신의 능력 파악

간호사가 리더십을 갖기 위해서는 먼저 간호사 자신의 능력을 정확하게 아는 것이 필요하다. 즉 간호사는 자신의 강점과 약점을 알아야 한다. 간호사는 자신의 강점과 약점을 파악함으로서, 어디에서 시작해야 하는지 결정할 수 있다.

간호사가 리더로서 자신의 능력을 파악하는데 필요한 질문은 다음과 같다. 이것들은 간호사가 자신의 리더십 기술을 개발할 수 있는 출발점이 된다.

- 나는 얼마나 효과적으로 다른 사람과 관계를 맺고 있는가?
- 나는 시간관리를 잘 하고 있는가?
- 나의 가치는 어느 정도인가?
- 나는 필요한 만큼의 지식을 갖고 있는가?
- 나는 내가 알고 있는 정보를 다른 사람과 공유하는가?
- 나는 고객들을 나보다 우선순위에 두는가?

- 나는 기꺼이 위험감수를 할 수 있는가?
- 나는 부서나 기업의 목표를 위해 기꺼이 일하는가?
- 나는 동료와 상사들과 심리게임을 하는가?
- 나는 다른 사람의 성취를 인정하는가?
- 나는 다른 사람이 호감을 느끼는 타입인가?
- 나는 주어진 일보다 기꺼이 더 많이 하는가?

■■ 간호서비스 철학

간호사는 고객의 기대를 능가하는 간호서비스를 병원발전의 원동력으로 인식한다. 고객의 기대를 능가하는 간호서비스는 경쟁병원과 차별화를 시켜준다. 이러한 간호서비스를 위해서는 간호사는 간호서비스 비전에 대한 확고한 신념과 이에 대한 공유된 인식이 필요하다.

■■ 신뢰성의 확보

경영진이 간호사의 판단과 능력을 신뢰한다는 것은 조직의 단결과 간호사들을 이끄는 가장 확실한 방법이다. 경영진의 신뢰를 받고 있다고 느낄 때 간호사는 자신의 능력을 발휘하게 되고 간호서비스 개선을 위해 노력하게 된다.

반대로 간호사들이 경영진으로부터 신뢰를 받지 못한다고 느끼게 되면, 그들은 최소한의 자율권한으로도 평균 이상의 성과를 내지 못하게 된다. 진정한 간호서비스 리더십은 간호사들을 신뢰함으로서 그들의 간호서비스 정신을 개발하게 만든다.

■■ 공감대의 형성

공감대의 형성은 경영진이 간호사들에게 관심을 보여야 한다는 것이다. 관심을 보일 때 상호 간에 공감대 형성이 이루어진다. 그러나 종사자(간호사)들에게 관심을 보이는 과정에서 지나치게 과장되어 전달되는 경향이 있다.

공감대 형성은 대인관계를 위한 것도 아니고 설득을 위한 것도 아니다. 간호사들의 세계로 들어갈 때 공감대가 형성된다. 간호사들과 함께 현장 속에서 자신을 발견하고 간호사들을 돌볼 때 공감대가 형성된다. 유능한 경영진은 자기가 지휘하는 간호사들에게 거칠게 공감하며, 간호사가 수행하는 일을 열심히 돌본다.

◼️■ 상황변화에 민감

상황변화의 민감은 완벽한 정보가 없이도 非정형화된 단편적인 단서를 이용하여 의사결정을 할 수 있는 능력을 말한다. 이런 능력의 리더는 본능적인 감각(직관)에 의존하여 의사결정을 내린다. 이들이 뛰어난 상황적 감각을 가진 리더이다.

병원의 분위기와 상황 속에 숨어있는 변화를 감지할 수 있는 능력이 간호사에게는 요구된다. 미묘한 단서를 읽어내기 위해서는 민감하지 않으면 안 된다. 민감한 감각을 지닌 리더는 표현되지 않은 감정들을 쉽게 파악할 수 있다. 타인과의 관계가 잘되고 있는지 아닌지를 정확하게 판단할 수 있는 능력(감지하는 기술)이 요구된다.

상황을 감지하는 기술에는 위험이 도사린다. 상황을 감지하는 투사의 행위는 자신의 생각을 다른 사람(사물)에서 찾으려는 마음의 상태로서, 자신의 생각이 진실을 왜곡할지도 모를 위험이 있다.

대부분의 기술과 마찬가지로, 상황을 감지하는 기술은 위험을 받으면서 숙련된다. 지나치게 민감한 간호사는 재난을 당할 수도 있다. 때문에 감지하는 능력은 현실을 점검하는 작업을 반드시 필요로 하게 된다.

03

간호사의 리더 역할

리더로서 간호사의 역할은 코칭과 피드백이다. 간호사는 환자들을 리드할 때 코치와 카운슬러의 역할을 모두 수행하여야 한다. 간호사는 환자들을 훈련시키고 잘못을 지적하며 격려하는 동시에, 무엇이 잘못되었는가를 피드백을 해주어야 한다.

■▪ 코칭

코칭(coaching)은 간호사에게 필요한 리더십으로, 환자를 대하는 자세와 태도를 말한다. 환자의 잠재력을 회복정도에 따라 개발하여 신체능력을 극대화시키는 것이 코칭이다.

이를 위해 간호사는 환자를 인격적으로 대해야 한다. 이것이 코칭의 기본자세 이다. 간호사의 인격적 태도는 간호사와 고객의 관계에 긍정적 영향을 미친다. 먼저 간호사는 환자를 신뢰해야 하며, 환자의 입장에서 이해하며, 환자를 있는 그대로 받아들여야 한다.

상대에 대한 신뢰
코칭은 간호사와 환자간의 강력한 인간관계를 전제로 한다. 대화를 통하여 이루어지는데 상호신뢰가 없으면 간호사와 환자는 상대에게 코칭을 하기도 어렵고 요구하기도 어렵다.

감정이입
감정이입(empathy)은 상대를 평가하기 않고 상대의 입장에서 이해하는 것이다. 따라서 간호사는 환자 스스로 자신에 대하여 말하는 그대로 이해하여야 한다. 다시 말하면, 간호사는 환자의 눈으로 보고 이해하며 그것을 자신의 언어로 전달하여 한다.

감정이입에서 중요한 것은 환자를 이해하고자 하는 간호사의 의지이다. 간호사가 나를 이해한다는 말보다 간호사가 나를 이해하고 있다 라는 느낌을 환자들이 받도록 하는 것이 매우 중요하다.

상대의 수용

수용(reception)이란 따뜻한 마음으로 상대를 아무 조건 없이 받아들이는 자세이다. 간호사는 환자가 어떤 경험과 감정을 가지고 있던 그것에 상관없이 그의 인격을 존중하며 수용하여야 한다.

이러한 수용은 환자에 대한 판단이나 평가가 아니라 따뜻하고 긍정적인 지원이다. 간호사가 환자를 평가할 때, 환자에 대한 어떤 경험이나 감정이 개입되어서는 안 된다. 이것이 간호사가 환자를 진정으로 수용하는 자세이다.

▪▪ 피드백

피드백은 코칭의 핵심활동이며 코칭 과정의 필수적 요소이다. 간호사는 피드백을 통하여 환자의 경과와 행동능력을 어떻게 보고 있는지를 알려준다. 따라서 간호사의 피드백은 환자의 사회복귀와 관련하여 현재의 상태와 위치를 알려주는 일이다.

바람직한 피드백은 어떤 사실에 근거하여 간호사의 해석, 느낌, 영향 등이 함께 환자에게 전달되어야 한다. 추측에 근거한 가정이나 명령, 지시는 피드백도 아니며 건설적인 비판도 아니다.

피드백과 관련하여 간호사에게 중요한 임무는 칭찬의 형식으로 환자에게 정기적인 피드백을 주는 것이다. 간호사의 칭찬은 환자의 바람직한 행동방식을 강화하고 이를 계속 발전시키도록 격려한다.

간호사가 환자에게 관심을 보이면, 환자는 간호사에게 더 잘하려고 하는 노력으로 다가 간다. 리더로서 간호사는 환자의 긍정적인 면을 포착하는 것이 중요하다. 간호사의 피드백은 환자에 대한 선물이며 성장(회복)의 기회이다.

〈 학습과제 7 〉 1. 간호사가 리더인 이유는 무엇인가?

2. 고객을 섬기는 간호사의 서번트 리더십은 어떤 행위인가?

3. 환자에 대한 간호사의 코칭이란 어떻게 하는 것인가?

4. 고객에 대한 간호사의 피드백이란 어떻게 하는 것인가?

PART **08**

고객유지와 고객만족

NURSING SERVICE

01

고객유지의 중요성

고객유지(customer retention)는 우리병원을 한번 이용한 고객을 만족시켜서 지속적으로 고객으로 붙들어두려는 노력이다. 의료서비스는 다른 상품의 구매와는 달리, 자주 이용하는 상품이 아니기 때문에, 고객을 유지하기가 매우 어렵다.

의료서비스가 고객을 유지하는 가장 좋은 방법은 간호서비스의 중요성에서 살펴보았다. 병원이 제공하는 간호서비스에 따라 고객은 그 병원의 고객이 될 수도 있고, 안될 수도 있다. 간호서비스에서 어떤 만족을 주느냐에 따라 고객은 그 병원의 고객으로 남게 된다.

우리 병원을 한번 이용한 고객을 기존고객으로 유지하는 것은 매우 중요하다. 왜냐하면 새로운 고객의 유치가 기존고객의 유지보다 비용이 훨씬 많이 소요되기 때문이다. 고객을 만족시켜서 기존고객으로 유지하는 노력이 중요한 것이다.

그럼에도 불구하고 대부분의 병원들은 기존고객과의 관계를 유지하기 위한 계획의 수립은 물론 계획조차도 가지고 있지 않다. 이것은 바람직하지 않은 고객유지 프로그램의 전형이다.

바람직한 고객유지 계획의 수립이 필요하며, 이는 기존고객의 필요를 계속 충족시키고 그들의 새로운 욕구를 찾아내는 환경을 만드는 것이다. 병원의 고객유지는 고객들의 경험을 통해 자신이 그 병원에 "가치가 있는 고객"으로서 중요하다는 사실을 일관성 있게 알려주는 것이다.

고객들은 병원의 의료서비스를 이용하고 자신이 지불한 의료비 이상으로 대우를 받았다는 생각이 들 때, 그 병원의 기존고객으로 유지되게 된다.

02

고객유지의 방법

병원이 한번 이용한 고객을 만족시켜서 그들을 고객으로 유지시키기 위해서는, 먼저 내부고객을 만족시켜야 한다. 내부고객은 병원의 종사자들로서, 간호사는 중요한 역할을 한다. 간호사의 만족이 없이는 한번 이용한 고객을 만족시킬 수 없으며, 그들은 기존고객으로의 유지 또한 어렵다.

고객유지는 고객에게 마음을 얻고 고객의 진가를 인정한다는 것을 보여주고 이해하는 그 자체로서, 간호사만이 이 기능을 적절히 수행 할 수 있다. 고객들은 자신이 지불한 금전에 대하여 충분한 대가를 받고 있는지 알고 싶어한다. 이것을 가능하게 해주는 것도 간호사이다.

간호서비스의 목적은 기존고객을 유지하여, 그들로 하여금 지속적으로 이용(구매)을 하도록 하는 것이다. 이른바 충성심을 가진 고객을 만드는 것이다. 이를 위해서는 다음의 방법들이 도움이 된다.

친절

친절에서 중요한 것은 고객들이 친절을 어떻게 보느냐이다. 고객들이 보는 친절의 행위는 고객과 눈을 맞추고, 그들의 이름을 부르고, 미소를 지으며 인사하고, 요구에 신속히 응대하고, 열정적이고 진실한 보습을 고객에게 보여주어야 한다.

개인적 대우

대부분의 고객들은 간호사로부터 개인적 대우를 받고 싶어한다. 자신을 기억해주기를 바라며, 자신을 특별한 존재로 대우받고 싶어한다. 간호사는 고객의 이런 욕구를 들어 줄 수 있어야 한다.

고객이름의 호칭

고객들은 이름이 불러지기를 좋아한다. 간호사가 자신의 이름을 불러주면 자신을 기억하는 것으로 느낀다. 한 개인의 이름을 부르는 것은 긍정적인 메시지의 한 형태이다. 긍정적인 의사소통이 이뤄지면 고객은 의료서비스의 이용에서 좋은 감정을 느껴 다시 찾아올 가능성이 높아진다.

긍정적인 상호작용

간호사는 고객과 상호작용을 한다. 환자는 간호사를 힘들게 하거나 괴롭히는 사람이 아니며, 간호사는 환자를 도와주어 그들을 기쁘게 해주는 사람이다. 간호사는 고객(환자)이 기쁨과 즐거움을 느끼는 것을 보고, 자신의 즐거움과 기쁨을 느낄 수 있어야 한다.

칭찬

간호서비스에서 칭찬은 환자의 긍정적 피드백을 강화시킨다. 간호사들은 환자를 도와주고 칭찬하며, 그들의 자존심을 세워주어야 한다. 이때 중요한 것은 간호사들의 기계적인 인사나 행동으로는 고객을 대우하거나 자존심을 세워 줄 수는 없다는 것이다. 고객들은 간호사들의 기계적이고 거짓되며 진심이 아니라는 것은 쉽게 알아차린다.

신뢰성

고객에 대한 병원의 신뢰성은 매우 중요하다. 의료서비스에서 병원의 신뢰성은 안정성을 보여주는 중요한 증거물이 된다. 간호서비스를 실행하는 병원에서는 환자의 신뢰성이 병원의 신뢰성이다.

시각적 요소

의료서비스의 구매가 이루어지는 병원의 분위기는 이용(매출)에서 중요한 역할을 한다. 의료서비스의 특성에 따라 병원의 분위기도 달라져야 한다. 병원의 모습을 표현하는 것 중에서 가장 큰 비중을 차지하는 것이 시각적인 요소이다. 시각적인 요소는 병원의 인테리어, 종사자와 간호사들의 유니폼 등에 이르기까지 다양한 요소로 표현할 수 있다.

매뉴얼의 작성

의료서비스에서 중요한 것은 의료 질의 균일화이다. 의료서비스나 간호서비스를 제공하는 사람에 따라서 고객이 느끼는 질은 저마다 다르다. 고객들이 인식하는 질의 균일화(표준화)을 위해서는 매뉴얼의 작성이 필요하다. 표준매뉴얼을 작성함으로서 병원의 분원이나 협력병원에서 질의 차이를 줄여줄 수 있다.

서비스 컨셉

서비스 컨셉(service concepts)은 고객을 유혹하는 기술이면서 병원이나 의료서비스가 고객에게 이야기하고 하는 메시지이다. 이는 고객을 끄는 이미지로서, 고객은 어떤 병원을 찾게 되고, 간호사에게 마음이 끌려서 그 병원의 분위기를 즐기는 것이다. 고객유지를 위해 병원과 간호사들은 고객의 흥미를 자극하는 간호서비스 문화를 만들 필요가 있다.

03

고객만족의 측정과 재이용

고객만족(customer satisfaction)은 간호사와 고객(환자)의 상호작용에 대한 고객의 전반적인 만족감이다. 고객의 만족감을 측정하기 위해서는 간호서비스에 대한 고객의 기대와 인식을 고려해야 한다.

고객만족을 효과적으로 측정하기위해서는 고객의 관점에서 고객의 상황을 이해해야 한다. 이를 위해 다음의 사항들을 질문해 보면 효과적이다.

- 누가 우리병원의 고객인가?
- 그들은 우리병원을 언제 처음으로 이용하였는가?
- 그들은 어디에서 왔는가?
- 그들은 우리병원의 이용경험에서 어떤 점을 좋아하는가?
- 우리 병원이 어떻게 하면 더 좋은 간호서비스를 제공 할 수 있을까?

고객만족의 측정

병원이 고객에게 최고의 의료서비스를 제공하기 위해서는 주기적으로 고객만족을 측정하여야 한다. 고객만족의 측정도구인 설문지에는 고객에게 훌륭한 간호서비스를 제공하는데 도움을 줄 수 있는 질문들을 포함하고 있어야 한다.

이들 질문에는 병원이 중요하다고 여기는 것보다 고객들이 중요하게 여기는 것들이 질문에 포함되는 게 바람직하다. 이렇게 될 때 설문지를 이용한 고객만족도는 고객의 느낌에 대한 정확한 느낌을 보여주게 된다.

　설문지를 이용하여 병원이나 간호부서의 업무효과를 측정할 수 있다. 병원이나 간호부서의 업무효과를 측정함으로서 우리 병원의 약점을 발견하고 수정 할 수 있으며 또한 우리병원이 잘하고 있는 것을 발견 할 수도 있다. 업무효과를 측정함으로서 새로운 고객요구를 인식하고 이것의 만족을 위한 새로운 프로그램을 만들 수도 있다.

　연구에 의하면, 고객유지율을 5% 증가하면 수익률이 25~125% 증가한다고 한다. 우리의 병원들은 부서의 업무효과를 측정해봄으로서 고객유지율을 높이는 방안을 찾아야 할 것이다.

▪▪ 고객만족과 재이용

　고객만족은 중요하다. 고객만족이 높을수록 고객로열티도 높다. 고객로열티(customer royalty)는 고객이 특정상품을 반복적 구매(재구매)하는 행위이다. 고객만족과 고객로열티의 관계는 조사결과가 말해준다. 기업수익의 65%는 만족을 얻은 고객을 통하여 이루어지며, 만족한 고객은 5명의 다른 사람에게 그 사실을 전파한다고 한다.

　그런데 고객만족이 고객로열티를 보장해주지 못한다는 연구결과도 있다. 고객만족이 고객의 재구매와 추천/권유를 보장해주지 못한다는 것이다. 의료서비스의 구매(이용)는 의료인의 추천이나 주변의 권유에 의해 이루어지는데, 이것을 보장해주지 못하면 고객만족의 가치는 어디에서 찾아야 할까?

　병원이 고객만족을 하여도 재구매와 추천을 통한 매출이 떨어질 수 있는 이유는 무엇일까? 그것은 바로 고객만족의 정도에 있다. 고객만족의 정도가 높을수록 의료서비스의 재구매율을 촉진하는 고객로열티도 높아진다.

　의료서비스와 간호서비스의 평가에서 만족도가 높다고 좋아해서는 안 된다. 만족도가 95%이던 65%이던, 고객의 불만요인이 있는 것은 마찬가지이다. 문제는 불만요인을 찾아서 개선하고 만족도를 100%로 유지하는 것이 중요하다. 이것이 고객로열티의 확보로 이어진다.

　의료서비스의 재이용을 위해서는 고객로열티의 지속적인 확보와 잃어버린 고객로열티의 회복이 중요하다. 바꾸어 말하면, 고객로열티는 안심할 수 없다. 왜냐하면 고객들은 병원이 나를 위해 무엇을 해주었는가하고 항상 무의식적으로 물어보기 때문이다. 고객로열티의 3가지 주요 특성으로 상황에 따라 가변적이며, 깨어지기 쉬우며, 안심할 수 엇다는 것이다.

　이러한 고객로열티의 특성 때문에 훌륭한 간호서비스의 제공은 병원의 전략으로 삼아야 하는 주된 이유이다. 간호서비스가 병원의 전략이 되기 위한 조건은 제1장에서 설명하였다.

　간호서비스가 잃어버린 고객로열티의 회복이 될수 있을까? 간호서비스는 고객로열티의 유지는 물론 로열티를 회복시킨다.

　실제로 미국의 한 병원은 의료사고로 인한 소송에 휩싸였다. 이 병원은 의료소송을 신청하는 사람들을 위한 긴급직통전화를 설치하여 소송의 진정한 제기 이유가 간호사(종사자)들의 불친절한 태도와 행동에 있다는 사실을 알게 되었다. 이 병원은 환자들을 대하는 방식의 개선을 통하여 많은 소송의 취하를 가져올 수 있었다.

04

간호사의 재량권

병원의 종사자 특히 간호사들은 간호현장의 잘못이나 실수를 할 수 있다. 이 경우, 고객들은 즉각적인 사과와 함께 해결을 원한다. 고객의 요구와 즉각적인 해결을 위해 재량권이 부여가 필요하다.

간호사가 고객의 문제해결을 위해 상급자에게 문제를 설명하고 해결을 보고받는 동안 고객은 기다려주지 않는다. 그리고 간호사가 상급자에게 잘못을 설명하면 그들은 질책을 받고 심지어 업무에서 배제되는 경우가 있다. 이때 간호사에게 재량권을 부여하면 이런 경향을 피할 수 있을 것이다.

재량권의 부여는 권한이양을 의미한다. 권한이양(empowerment)은 고객에게 직접적 영향을 미치는 의사결정과 조치를 취할 수 있는 수단과 기회를 간호사들에게 제공하는 것이다. 권한이양은 간호사들이 스스로 자신의 일을 수행하면서 즐거움이나 성취감을 느낄 때, 위력을 발휘한다.

간호사에게 스스로 자신의 일을 결정할 수 있는 권한이 주어질 때, 직원은 자신의 일에서 의미를 찾게 되고, 생각지도 못한 힘을 발휘하게 된다. 이것은 내재적인 동기부여인 동시에 권한이양의 핵심이다.

미국의 온라인 쇼핑몰 자포스(Zappos.com)는 고객 만족을 위한 직원의 재량권을 최대한 여하고 있다. 이 회사는 신발 판매 사이트로서, 한 여성고객이 남편에게 선물할 부츠를 주문하였는데 그것이 도착하기도 전에 남편이 교통사고로 세상을 떠나고 말았다. 그 소식을 들은 직원은 무료 반품은 물론 부인을 위해 조화(弔花)를 선사했다. 자포스는 단순히 "··신발을 판매하는 회사가 아닌 고객체험 서비스를 판매하는 회사"·· 라는 가치 아래 직원을 자포니언(Zapponian)이라고 부른다.

그리고 미국의 노드스트롬 백화점은 직원들 스스로의 판단으로 무엇이든 교환환불을 해줄 수 있게 한다. 월 200달러의 한도 내에서 고객에게 친절을 베풀기 위한 것이라면 무엇이든지 할 수 있는 권한도 부여하고 있다.

　이처럼, 재량권의 부여는 고객의 질문과 문제에 대한 해결책이 무엇인지를 찾을 수 있는 새로운 기회이다. 간호사가 일상적인 문제를 스스로 처리할 수 있는 재량권을 갖게 되면, 특별한 문제를 다루는데 더 많은 시간을 할애할 수 있고, 고객에게 보다 철저한 봉사를 할 수 있을 것이다.

　재량권 부여가 성공을 거두기 위해서는 간호사들이 자신의 선택에 대한 책임을 지게하고, 그들의 선택에 대한 피드백이 제공되어야 한다. 간호사들의 실수에 대한 처벌이 두려우면, 그들은 재량권을 발휘하려고 하지 않을 것이다. 그리고 재량권 부여의 긍정적 결과는 인정하고 보상해주어야 한다.

05

고객불만

고객(환자)은 간호사를 괴롭히는 사람이 아니라 지원해주는 사람이다. 간호사가 환자를 칭찬하면 환자는 기쁘고, 환자가 간호사를 칭찬하면 간호사는 기쁘다. 간호사는 환자를 기쁘게 함으로서 기쁨과 행복을 느낀다. 환자의 기쁨을 위해, 환자의 불만해결은 중요하다.

간호사를 진정으로 위하는 고객은 그들이 불만을 표시하는 환자가 아니라, 불만이 있으면서도 그 것을 표현하지 않는 환자들이다. 조사에 의하면, 불만을 느낀 고객 50명중의 한 사람만이 불만을 표시한다고 한다.

만일 한 병원에 신고 된 환자불만의 건수가 2건이라면, 그 병원의 실제 고객불만의 건수는 2건의 50배인 100건이 되는 것이다. 이렇게 해야 한 병원의 실제 고객불만의 현황이 보다 정확해진다.

고객의 불만으로 인하여 병원이 입는 손실은 병원에 대한 부정적 메시지가 주위 사람들에게 전파되기 때문이다. 불만족을 경험한 고객은 10명의 주변사람들에게 그 사실을 전파한다고 한다. 그리고 불만을 품은 고객의 12% 이상은 20명 이상의 사람들에게 이야기한다고 한다.

만족한 고객은 5명의 사람들에게 그 사실을 전하지만, 불만족한 고객은 10명의 사람들에게 그 사실을 전파한다고 하는 것이다. 이 결과는 곧 긍정적 소문보다는 부정적 소문이 의료서비스의 구매(이용) 더 큰 영향을 미친다는 사실을 말해준다. 한 기업의 부정적 소문으로 인한 평균적인 손실은 긍정적 소문으로 인한 이익의 4배에 해당한다고 한다.

훌륭한 간호서비스는 고객불만의 예방에서 나온다. 처음부터 일을 올바르게 하여 환자의 불만을 예방한다면, 병원은 동일한 일의 반복에 필요한 비용을 절약할 수 있다. 처음부터 간호서비스를 올바르게 실행하는 것이 고객만족의 확보에서 중요하다.

06 고객불만과 고객확보

환자는 간호사를 귀찮게 한다. 지나치게 불만을 표현하는 환자들은 간호사(종사자)들의 마음을 상하게 한다. 이들 환자는 간호사들에게 불만을 표현하는 태도가 좋지 않은 것이지, 불만을 허위로 표현하는 것은 아니다.

병원은 불만을 표현하는 고객들을 반갑게 맞이하고, 그것을 고객확보의 기회로 삼아야 한다. 불평하는 환자들은 병원들과 거래를 계속할 수 있는 기회를 제공해주기 때문이다. 불만을 표현하는 고객이 그렇지 않은 고객보다 의료서비스를 재이용(재구매)할 가능성이 더 높다.

연구에 의하면, 불만을 표현할 기회를 가진 사람들이 불만을 표현하지 않는 사람들보다, 이 문제의 해결이 비록 만족스럽지 않더라도 그 회사의 제품을 다시 구매할 가능성이 더 많다고 한다. 또한 불만이 잘 해결되면, 불만신고를 접수한 고객의 54~70%가 그 회사의 제품을 다시 구입한다고 한다는 것이다.

이는 불만표현을 한 번도 하지 않은 고객보다는 불만표현을 하는 고객이, 간호서비스에 만족한 고객보다 간호서비스를 불만스러워 그것을 개선해주기를 원하는 고객이 재구매의 가능성이 높음을 말해준다. 따라서 병원들은 환자의 불만표현을 귀찮게 여기기보다는 고객을 확보할 수 있는 기회로 적극 활용하여야 한다.

고객불만의 신고

고객만족으로 인한 병원의 이익을 위해서는 고객불만의 예방이 무엇보다 중요하다. 이를 위해서는, 불평(불만)을 예방할 수 있는 방법 등을 찾는 시스템(절차와 서식 등)이 있어야 한다.

고객불만을 예방하기 위해서는 고객이 불평을 신고하는 제도가 활성화되어야 한다. 닐슨사 (A.C.Nielson)의 조사에 의하면, 몇 달러 정도의 손해가 나는 문제나 사소한 불편에 대해서는 겨우 3% 정도의 고객만이 불평한다고 한다.

여기에서 우리는 간호서비스에 대한 불평은 극소수의 고객들만이 표현하고 있다고 할수 있다. 따라서 불만을 경험한 고객들의 신고제도가 활성화될 필요가 있다.

이를 위해, 간호서비스에 대한 고객의 불만사항 신고를 편리하게 해주어야 한다. 불만신고서의 작성만을 고집하기 보다는 전형적인 방법인 전화를 통해서 불만사항을 신고할 수 있도록 해줄 필요가 있다. 만일 전화로 불만사항을 신고 받으면, 그 내용을 고객불만정보의 서식에 기입하여 병원장에게 보고 할 수 있어야 한다(〈표-10〉 참조).

고객의 중요한 불만사항은 병원장이나 경영진 앞으로 직접 보낼 수 있어야 한다. 이 때 불만신고를 받은 병원장은 간호부로 보내어 불만을 처리하도록 하면(간호부가 병원장으로부터 불만신고통지서를 받도록 하면) 간호사는 고객에게 보다 신속한 반응을 보이게 될 것이다. 간호부에 보내는 고객불만신고통지서의 예는 〈표-11〉과 같다.

그리고 고객의 불만신고에서 중요한 것은 그것의 장애물 제거하는 것이다. 고객이 용기를 내어 불만을 표현할 때 그들이 불리한 대우를 받거나 정당하지 못한 취급을 받지않도록 하여야 한다.

이것은 고객이 불만을 표현하는데 장애가 된다. 고객의 불만사항 제기에 대한 장애물을 제거해줌으로서, 표현되지 않은 불만과 이에 따른 부정적 메시지의 전파를 줄일 수 있다.

표-10 》》 고객불만정보 서식

고객불만 정보

고객이름		연 락 처	
고객주소			

장 소			
진료과목		병 동	

불만요지

최종처리

표-11 》》 고객불만신고통지서 예

고객불만 신고통지서

받을 사람	

관련 내용

저는 고객으로부터 불만신고서를 받았습니다. 그리고 고객에게 연락을 하기로 약속을 하였습니다. 접수된 불만신고서(불만편지)를 보내드리니 처리하여 주십시오. 간호부에서는 고객불만의 정보를 서식에 기입하여 주시고, 그것의 처리결과를 저에게 통보 바랍니다.

첨부: 불만신고서(불만편지)

2014 년 월 일

보내는 사람 :

08 고객불만의 처리

병원은 환자의 불평(불만)처리를 신속히 적절히 함으로서, 병원과 환자의 호의적 · 지속적 관계가 형성된다. 제퍼슨 대학병원은 〈그림-7〉과 같이, 환자의 불만을 처리하는 알고리즘을 통하여 입원환자의 만족에 각별한 주의를 기울이고 있다.

입원환자의 만족을 위하여, 입원관리에 대한 환자의 불평을 다음의 4 단계로 관리하는 알고리즘을 운영하고 있다.

1 단계 : 환자조사에서 밝혀진 불평사항이 있는가 ?

환자조사에서 불평사항이 있는 것으로 나타나면, 그것이 환자만족에 얼마나 중요한가를 조사하게 된다. 하지만 환자조사에서 불평사항이 없는 것으로 나타나더라도, 미래의 환자조사에서는 그것을 조사내용에 포함시킨다. 현재에는 불평사항이 조사되지 않았어도, 미래에는 불평사항으로 조사될 수 있기 때문이다. 따라서 환자들로 하여금 불평사항을 자연스럽게 말하도록 하여, 미래조사의 검토대상으로 삼게 된다.

2 단계 : 그것이 환자만족에 중요한가 ?

환자조사에서 불평사항이 밝혀지면, 그것이 환자만족에 중요한 영향을 미치는 사항인지를 조사한다. 만일, 그것이 환자만족에 중요한 사항으로 조사되면, 그것이 일상적 불평사항인가를 조사하게 된다. 하지만, 그것이 환자만족에 영향을 주는 중요한 사항이 아닌 경우에는, 일단은 그것을 불평사항으로 인정을 하는 것으로 처리한다.

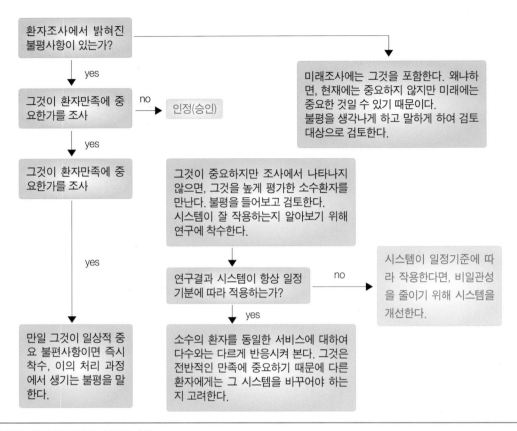

그림-7 》》 환자의 불평처리 알고리즘

3 단계 : 그것이 일반적인 불평사항인가 ?

환자조사에서 밝혀진 불평이 환자만족에 중요하면, 그것이 일상적 불평사항인지를 조사한다. 만일, 그것이 일반적 불평사항으로 조사되면, 즉시 이를 처리한다. 하지만, 일상적인 불평사항이 아니더라도, 그것을 불평한 소수의 환자들을 만나 이야기를 들어본다. 이야기를 통하여 불평사항을 검토하여, 기존의 시스템에서 잘 적용하는지를 알아보는 연구를 하게 된다.

4 단계 : 일반적 불평사항이면 즉시 이를 처리한다.

환자의 불평사항이 환자만족에 중요하고 일상적이라면, 즉시 그것을 처리한다. 환자불평을 처리하는 과정에서 생길 수 있는 불평을 환자들로 하여금 말하게 한다. 한편, 환자의 불평이 기존의 시스템에서 제대로 작용하는지 조사를 한다. 조사의 결과, 시스템이 제대로 작용을 하지 않으면, 시스템을 개선하게 된다.

하지만, 기존의 시스템이 제대로 작용함에도 불구하고, 환자의 불평이 일상적인 것이라면, 시스템을 바꾸게 된다. 소수의 환자를 다수의 환자와는 다르게 동일한 서비스에 대하여 반응을 시켜서도 그 불평이 일상적이라면, 환자만족을 위하여 시스템의 변경을 고려하게 된다.

고객불만의 예방방법

고객불만을 예방하는 효과적인 방법은 고객에게 무제한으로 불만을 표현할 기회를 주는 것보다, 불만의 원인을 사전에 제거해주는 것이다. 이 예방적 조치가 지속적으로 고객의 기대에 부응하고 그 이상의 간호서비스를 제공하여 그들을 만족시키는 전략이다.

처음부터 올바른 수행

의료서비스를 이용한 이후에 발생한 불만을 효율적으로 처리하는 것도 중요하지만, 이것보다는 처음부터 업무를 올바르게 하여 불만을 사전에 예방하는 것이, 고객만족을 증진시키고 병원과 고객의 관계를 유지시켜 준다. 고객불만의 효율적 처리는 고객만족을 위해 최선의 노력을 한다는 인상을 줄 수는 있다. 이것이 불만을 제거할 수는 있지만, 불만을 예방할 수는 없다. 성공한 병원들은 불만의 처리보다는 그것의 예방에 최선을 다한다.

피드백

어떤 문제에 대한 해결책은 그 문제 속에 있으며, 그 문제를 해결할 수 있는 최선의 사람은 그 문제를 야기한 사람이다. 이와 마찬가지로, 고객불만의 예방책은 불만의 원인에서 찾아야 한다. 고객불만의 원인 속에 그것의 예방에 필요한 지식이 내재되어 있다. 고객불만의 원인을 알기 위해서는, 고객으로부터 문제에 대한 피드백을 받아야 한다. 긍정적인 피드백을 해준 고객에게는 꽃다발이나 칭찬 편지를 보내거나 성공을 축하해주어야 한다.

시스템의 문제확인

고객불만의 예방을 위해, 병원이 고쳐야 할 부분은 사람이 아니라 시스템이다. 불만을 예방하는 시스템에 문제가 있기 때문에, 고객불만이 발생하는 것이다. 시스템의 문제점에 대한 확인이 우선적으로 필요하다.

수익의 증가

고객불만을 처리하는 데에는 많은 비용이 소요된다. 불만이 발생한 이후에 그것을 처리하기보다는 그것을 예방하는 것이 보다 효과적이다. 고객불만을 사전에 예방하는데 많은 비용이 소요되는 것은 사실이지만, 그 비용은 시간이 지날수록 점차 떨어진다.

하지만 불만을 사후에 처리할 때의 비용은 시간이 지나면 증대된다. 그 결과, 고객불만을 사전에 예방함으로서 고객불만의 처리에 소요되는 비용의 수준을 떨어뜨리게 함으로서 수익이 증가하게 된다.

〈 학습과제 8 〉

1. 병원에서 고객유지가 보다 중요한 이유는 무엇인가?

2. 간호서비스에서 고객유지를 해야만 하는 이유는 무엇인가?

3. 환자만족이 의료서비스의 재이용을 보장해주지 못하는 이유는 무엇인가?

4. 고객로열티의 특성은 어떠한가?

5. 잃어버린 고객로열티를 회복시킬 수 있는 방안은 무엇인가?

6. 우리병원은 간호사에게 어떤 재량권을 부여하고 있는가?

7. 간호사인 당신은 어떤 재량권이 부여되기를 원하는가?

8. 간호사에게 도움이 되는 환자는 어떤 환자인가?

9. 불만고객을 고객확보의 기회로 삼아야 하는 이유는 무엇인가?

10. 우리병원의 환자불만 신고는 어떻게 하고 있는가?

11. 우리병원은 환자불만에 대한 정보를 가지고 있는가?

12. 우리병원은 환자불만이 처리를 어떻게 하고 있는가?

13. 우리병원은 환자의 불만을 알기위한 노력으로 무엇을 하고 있는가?

용어 해설

가치(value): 어떤 상황에 적절하게 반응하기 위한 개인의 신념, 지작, 아이디어의 결합.

간호서비스(nursing service): 간호사와 고객(환자)의 상호작용 속에서 이루어지는 간호사의 모든 행위이다.

간호서비스 문화(nursing service culture): 간호사들이 공유하는 가치와 믿음.

간호서비스 전략(nursing service strategy): 훌륭한 간호서비스의 실행을 위한 계획.

간호서비스 인증(certification of nursing service): 간호사들이 동료에게 서로서로 감사함을 표현하고, 어떤 간호사의 기여를 공개적으로 인식할 수 있는 문화.

감정이입(empathy): 상대를 평가하지 않고 상대의 입장에서 이해하는 것.

고객(customer): 병원의 의료서비스를 지각하는 사람.

고객로열티(customer royalty): 고객이 특정상품을 반복적 구매(재구매)하는 행위.

고객만족(customer satisfaction): 간호사와 고객(환자)의 상호작용에 대한 고객의 전반적인 만족감.

고객지향적인 간호사(customer-oriented nurse): 고객에게 친절하고 도움을 줄 수 있는 간호사.

고객유지(customer retention): 우리병원을 한번 이용한 고객을 만족시켜서 지속적으로 고객으로 붙들어두려는 노력.

고객친화적인 간호서비스 시스템: 고객의 입장에서 모든 것을 보는 그들의 편리를 위주로 고안된 간호서비스 시스템.

공식적 리더(formal leader): 조직의 공식적인 지위와 권한을 가진 리더.

기대(expectation): 고객이 경험한 간호서비스의 결과에 대한 개인의 비전.

개인의 비전(personal vision): 자신의 장기적 꿈을 적은 것.

눈 맞추기(eye contact): 상대의 눈을 통한 시각적 접촉을 허용하는 것.

내부마케팅(internal marketing): 병원의 종사자(간호사)를 대상으로 하는 마케팅.

동기부여(motivation): 간호사들이 자발적으로 일을 할 수 있도록 자극하는 활동.

리더십(leadership): 다른 사람에게 영향을 미치는 능력.

마케팅(marketing): 환자의 마음을 얻기 위한 경쟁의 행위.

미스테리 쇼핑(mystery shopping): 평가자가 환자로 가장하여 간호서비스를 평가하는 방법.

비공식적 리더(unformal leader): 공식적 권한은 없으나 다른 사람에게 영향을 줄 수 있는 능력을 가진 사람.

비언어적 표현(non-verbal expression): 목소리는 물론 시선, 얼굴표정, 주의집중, 침묵, 몸짓, 열의 등을 사용하는 의사소통의 방법.

사명선언문(mission statement): 개인이나 기업의 존재이유를 문서로 공식화한 것.

서비스 컨셉(service concepts): 고객을 유혹하는 기술이면서 병원이나 의료서비스가 고객에게 이야기하고 하는 메시지.

시장세분화(market segmentation): 고객을 비슷한 특성(성별, 소득, 년령 등)을 가진 사람들 집단으로 나누는 것.

수용(reception): 따뜻한 마음으로 상대를 아무 조건 없이 받아들이는 자세.

이차적 기대(secondary expectation): 이전의 경험에서 일차적 기대 이상으로 충족되었던 결과에 기초한 기대.

의사소통(communication): 대화의 당사자가 서로의 정보와 느낌을 교환하는 과정.

인식(perception): 고객 자신의 경험에 기초하여 사물을 바라보는 것.

일차적 기대(primary expectation): 간호사가 상호작용에서 고객이 요구하는 가장 기본적인 것에 대한 기대.

욕구(need): 고객들이 개인적으로 필요로 하는 것.

외부마케팅(external marketing): 소비자(미래의 환자인 고객)를 대상으로 하는 전통적인 마케팅.

우호성(friendship): 고객에게 편하도록 모든 것을 만들어준다는 개념.

전략(strategy): 이란 병원의 목표를 달성하기 위한 계획.

주의집중(caution concentration): 말하는 사람에게 모든 감각을 동원하여 경청하고 있음.

학습조직(CoP): 과제해결에 관심을 가진 소수의 학습자들이 학습을 위하여 자발적으로 결성한 학습 집단.

참고 문헌

NURSING SERVICE

박주희 · 안재두, 고객서비스, 대명, 2006.

박주희, 의료마케팅(3판), 대학서림, 2006.

박주희, 학습하는 조직이 살아남는다, 이담북스, 2012.

이은희 · 김명자, 고객서비스 전략, 시그마 프레스, 2010.

Alan Pearson, Barbara Vaugham and Mary FitzGerald, Nursing Models for Practice, 2nd, Butterworth-Heineman, 1996.

Berry L., On Great Service-A Framework for Action, The Free Press, 1995.

Harris Elaine K., Customer Service : A Practical Approach, 5/e, Pearson Education,Inc, 2010.

John Tschohl, Achieve Excellence throught Customer Service, Dest Sellong Pyblishing, 2000.

Karvis Elanek, Customer Service: A Practical Approach, Prentice-Hall, 2003.

Kenneth Blanchard and Sheldon Bowles, Raving Fans, William Morrow and Company, 1993.